秒でわかる！　暮らしは、化学でラクになる！

最強の家事

かずのすけ

はじめに

本書を手に取っていただき、ありがとうございます。かずのすけと申します。

この本を読んでくださっている方はもしかしたら、かずのすけの本を読むのは初めてではないかもしれません。もし僕のことをご存じであれば、今回のテーマがこれまでのものとはかなり違っていることにお気づきになるかと思います。以前から「かずのすけの化粧品評論と美容化学についてのぼやき」というブログを運営していますが、タイトルからもわかる通り、主に「化粧品」や「美容」に関する情報発信を行ってきました。また、これまでも幸運に恵まれて数本の著書をしたためましたが、それらもすべて化粧品や美容に関するものです。

そんな中、**今回テーマとなっているのは「食器用洗剤」「消臭剤」「洗濯用洗剤」などをはじめとした「家庭用日用品」**です。毎日の家事をこなしている主婦にとっては、ある意味化粧品よりも身近なアイテムかもしれません。

私は元々「界面活性剤」という化学成分を専門に研究してきた経験があり、また大学院では「洗剤」や「洗浄科学」を専門とする研究室に所属していました。つまり、**本当の専門分野は化粧品よりもむしろこちらで**、現在でもブログで化粧品以外の日用化学製品について扱う機会は多く、本書はその総集編といえます。

皆さんは普段からさまざまな化学製品に囲まれて生活しています。テレビでは化学製品のCMが流れ、スーパーやコンビニ、ドラッグストアには所狭しとそういった製品が並べられています。もちろん「化粧品」や「医薬品」もそんな化学製品のうちのひとつです。化学製品を全く利用したことがない、という人は恐らく日本には存在しないと言っても過言ではないでしょう。

皆さんの中には、**これらの日用品にどのような化学成分が利用されているのかをじっくりと考えたことがある人はいるでしょうか**。

ほとんどの人が、何の疑問もなく、日々使用しているのではないでしょうか。実はその中には、**その性質や特性について正しい理解がないと、重大な健康被害を起こしたり、日常的な肌荒れや生活上の悩みの原因になっていたりするもの**もしばしばあります。逆に**化学製品の成分について過剰な危険性や毒性を煽り、特に優れているわけでもない高額商品を売りつけて暴利をむさぼる悪質な業者も多数存在します。**

本書を読む前にお伝えしておくべきことは、これらの日用化学製品は本来、日常的に安全に使用できなければならないものなので、品質管理の厳しい大企業の製品を使ったとしても健康上のリスクはほとんどないものが一般的です。ただし、体質的に人より肌が弱かったり、アレルギーを起こしやすい人にとっては要注意なものもありますし、「正しい使い方」をしなかった場合はその限りではありません。**重要なのは製品に配合されている成分がどのようなメカニズムでその効果を発揮しているのかを知った上で正しく利用し、自分に合うものを適切に選別することができるかどうか**です。それさえできるようになれば、たとえ安価な商品であっても安全に、かつ効果的に利用することができます。

「高いものほど良いもの」と思っている人も多くいるのですが、決してそんなことはなく、安くても良質の商品はたくさんありますし、逆に高額でも低品質の商品もあります。**価格に惑わされず、成分の特性から良いものを自分で選ぶことができるようになるのが本書の目標です。**

さて、本書の読み方を簡単に説明しておきます。本書では、一般消費者がもつ化学製品に関する疑問を網羅して、かずのすけなりの解答を用意しています。各章の前半では成分や日用化学製品の解説をしています。何気なく使用してきた製品の、あっと驚く化学特性などを知ることができるでしょう。

そして、各章の後半では前半の解説を元に、かずのすけが選んだベストアイテムを、かずのすけ目線で紹介しています。**ドラッグストアなどで簡単に手に入るアイテムを中心に、本文中で解説した内容に沿った商品例や、かずのすけが実際に利用している商品**をいくつかピックアップしてみました。正しく活用すればとても便利なものばかりなので、ぜひ使用するアイテムに悩んでいる場合は試してみてください。

まだまだ語りたいことは尽きませんが、あとは本文のお楽しみといたしましょう。

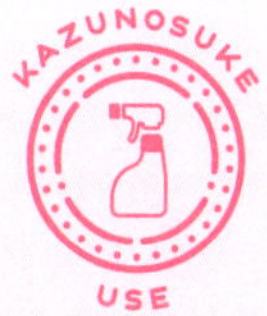

かずのすけが普段から愛用しているアイテムはこちらのアイコン

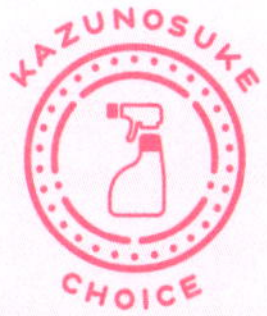

かずのすけが本書のコンセプトに沿って選んだアイテムはこちらのアイコン

CONTENTS

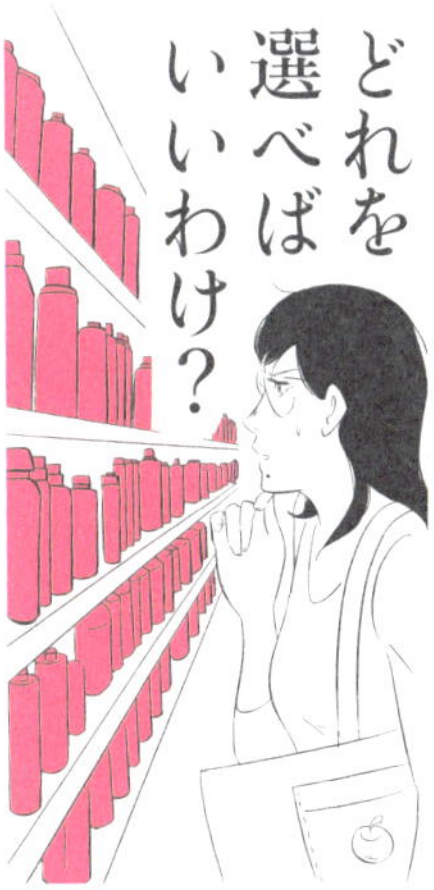
どれを選べばいいわけ？

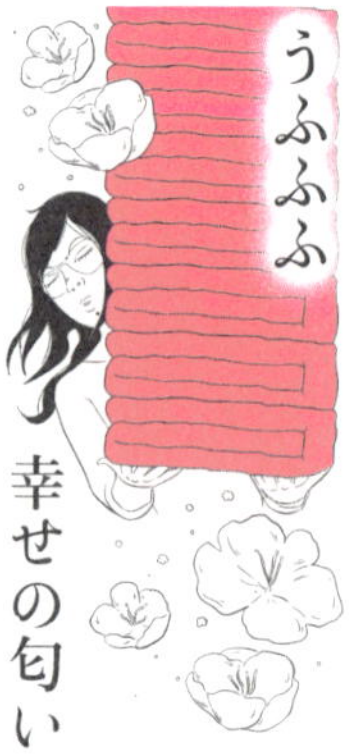
うふふ
幸せの匂い

PART.3

掃除の化学

「シンプルで、安全な洗剤とアイテム」

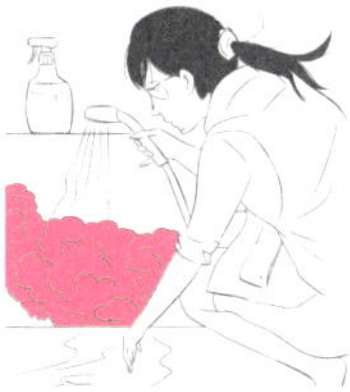

PART.4

ケアする化学

「ヘアケア&ボディケアアイテム」

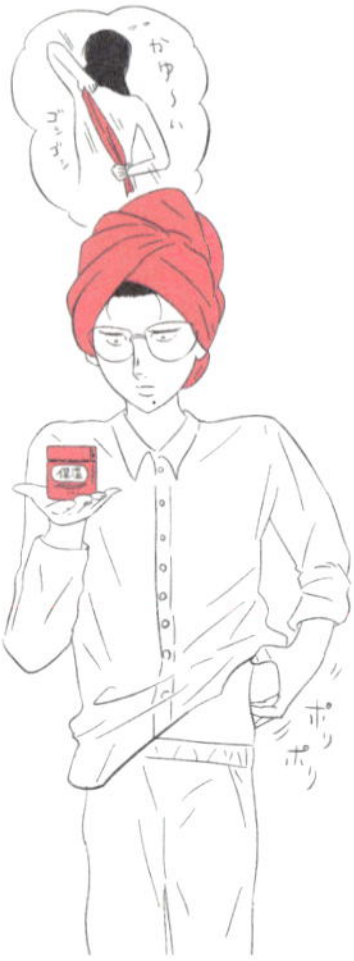

商品PICK UP

PART.1

身近に潜む化学

「安心で安全なアイテム」

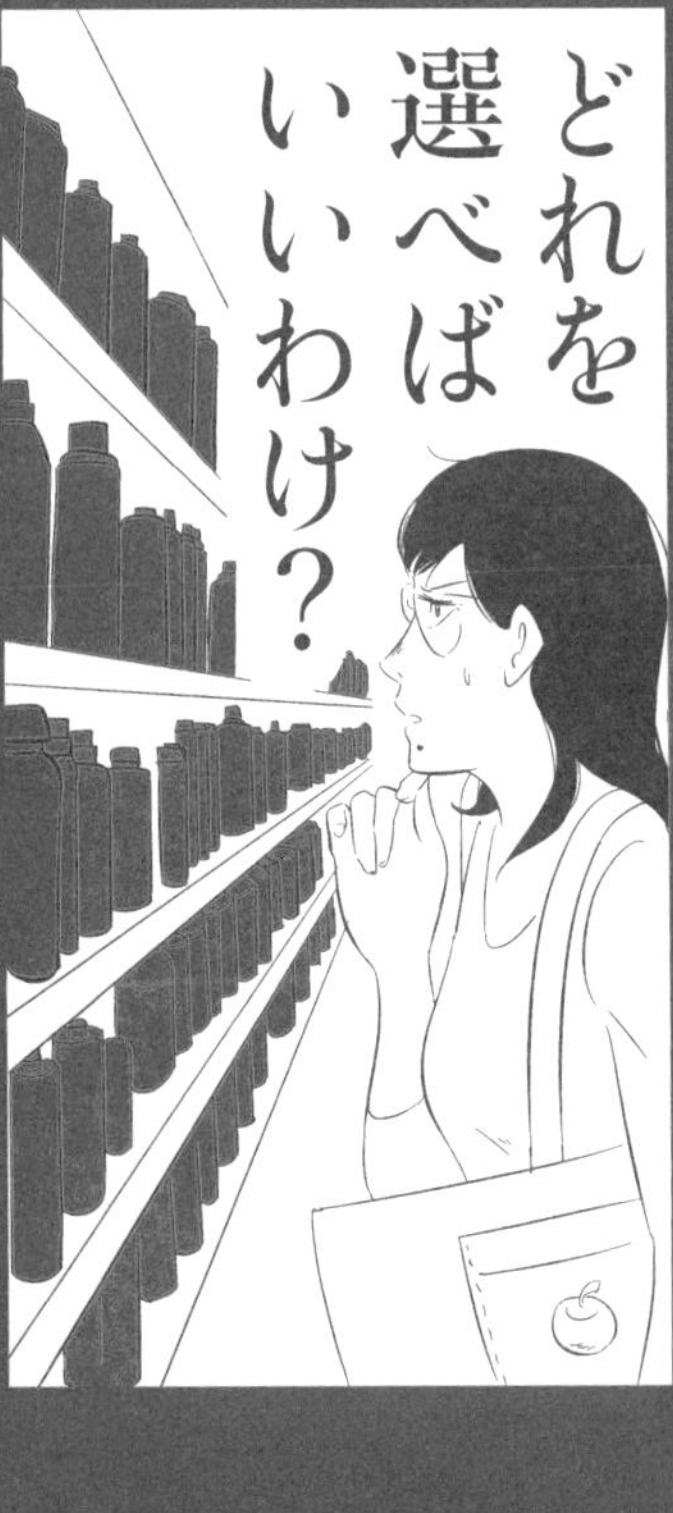

身近な化学のなんで

Q1

食器洗剤って なんで手荒れするの？

何この
手荒れ。
家事を
しなくても
いいっていう神のお告げ？

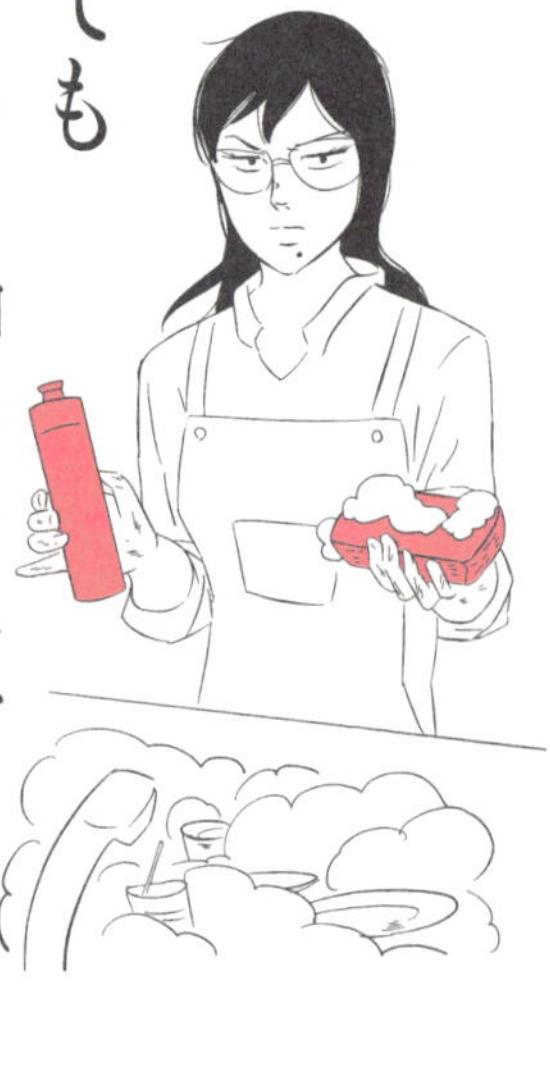

A1

- 皿洗いや手洗いのしすぎで
手肌のバリア成分が流れてしまう
- 殺菌消毒のしすぎは手肌の
皮膚常在菌も殺してしまう

正解

秒でわかる！

洗いすぎ＆殺菌しすぎで
肌バリアが低下するから

STUDY

「界面活性剤＝毒」は間違い。でも手荒れの原因に。

手荒れのことを専門的に「主婦湿疹」と言うように、手荒れは頻繁に手を洗う主婦に集中して起こることが知られています。特に**“お皿洗い”**は食器用洗剤に長時間触れるため、手荒れを引き起こすとても重大な要因になります。

食器用洗剤には洗浄成分として「界面活性剤」が高濃度で配合されています。界面活性剤と聞くと毒物のように感じる人もいるかもしれませんが、**食器用洗剤に使われている界面活性剤は万が一お皿に残留したとしても、問題ないように非常に安全性の高い成分が用いられています。**しかし、フライパンのぎっとり油汚れもしっかり落とせるように**「洗浄力」は非常に高く設定されていて、お皿洗いと同時に皮膚表面にある天然の保湿成分（NMF）※や皮脂膜も除去してしまうので、肌のバリア機能が低下**して手荒れを引き起こすのです。**「陰イオン界面活性剤」（P19参照）**のように洗剤そのものが皮膚刺激になる場合もあるので、肌バリアが低下すると余計手荒れを悪化させてしまいます。**普通の手洗いですら、やりすぎれば手荒れの元**です。

※肌の角質細胞内にあり、角層の水分を守っている保湿成分。

STUDY

「殺菌」のしすぎが手肌への刺激に！

　最近は殺菌効果のあるハンドソープが人気だったり、殺菌・消毒ジェルをこまめに塗ったりする人が増えていますね。**しかし、殺菌・消毒のしすぎは手肌の正常なバリアを助けている「皮膚常在菌」の働きを弱めてしまうため、これも手荒れの悪化要因になる**場合があります。よくテレビCMなどで「手のひらにはこんなに菌がいっぱい！」と恐怖感を煽るようなものを見ますが、そもそも人間は体内外に100兆を超える微生物を飼っていて、菌と一緒に暮らしているとも言われています。その中には人にとって大事な役割をしている菌もたくさんいます。**「皮膚常在菌」**はその代表格で、皮脂などの分泌物を分解して、グリセリンなど肌バリアを助けるうるおい成分を作るなどの働きで、皮膚の健康を維持してくれています。さらに常在菌が正常に活動していると、外部から来た雑菌などが繁殖しにくいとも言われています。

　つまり**菌は全てが悪いものではなく良い働きをしてくれているものも多いので、過度な殺菌や消毒はむしろ手肌には負担**なのです。**殺菌剤そのものが肌への刺激になる**場合もあります。

肌バリアと手荒れのメカニズム

肌表面バリア機能によって、手肌は守られています。

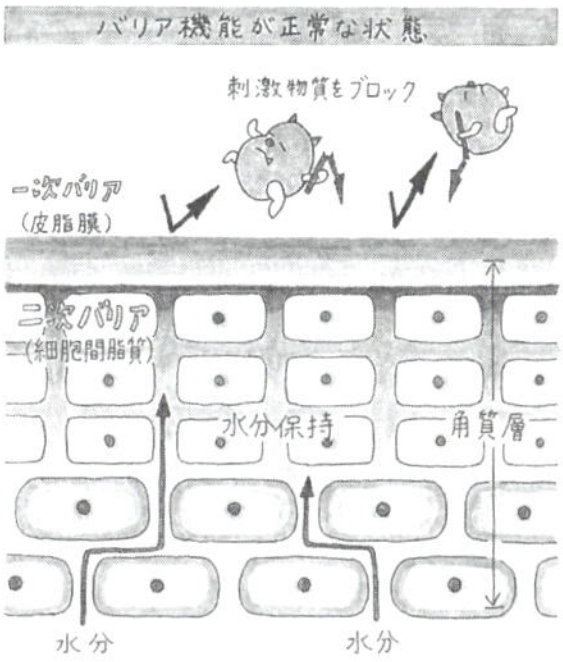

健康な手肌の状態

肌本来の保湿成分（NMF）、皮脂膜、セラミドなどによって肌表面のバリア機能が働いているため、健康的な手肌の状態になっている。皮膚常在菌も正常に活動。

・洗濯のしすぎ
・殺菌のしすぎ

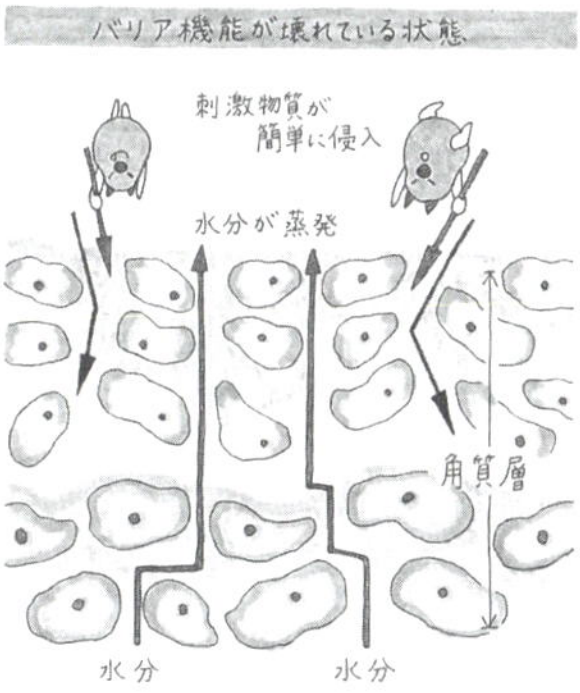

荒れた手肌の状態

過剰な洗浄や殺菌などによってバリア成分を失った状態。外部のダメージや化学成分の刺激を強く感じて炎症を起こしやすい。常在菌も弱体化して雑菌が繁殖しやすい。

POINT

手荒れは成分がそのまま刺激になって起こるのではなく、様々な要因で肌バリアが低下することが原因で起こります。洗浄力の高い洗剤との直接的な接触や殺菌のしすぎには気を付けて！

身近な化学のなんで

Q2

「手に優しい洗剤」ってほんとに優しい？

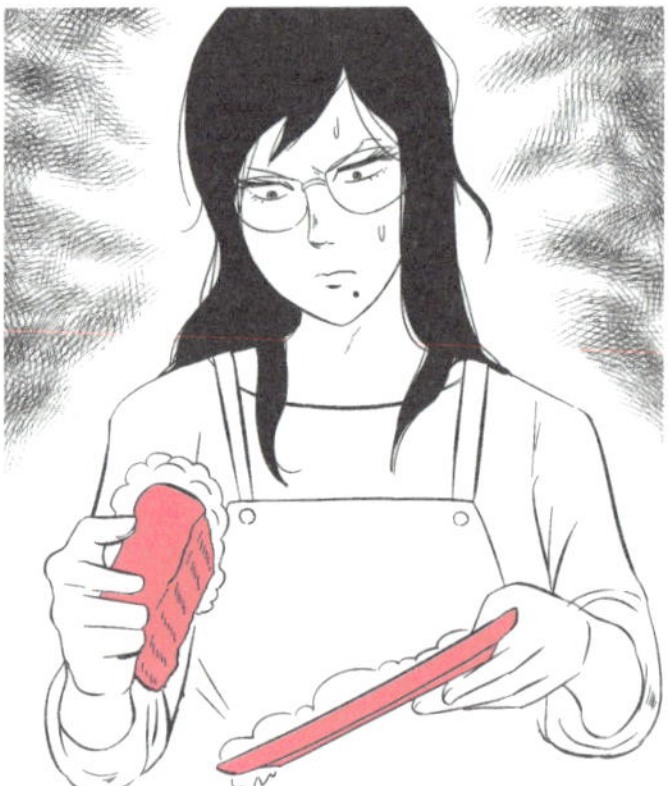

お皿の油を落としても、自分の脂は落としたくない・・・！

A2

- 「マイルド」とデザインされていても脱脂力は強い場合も
- どれだけ優しくても長時間触れれば手荒れの元に

正解

秒でわかる！

成分が優しくても手は荒れる。

油断しないで！

STUDY

マイルド表示の正体は「非イオン界面活性剤」

結論から言うと、**「手荒れしない洗剤」というものは存在しません。**ただし、主成分の界面活性剤の種類によっては肌そのものへの刺激がマイルドになっている場合があります。

界面活性剤には4つの種類があり（P19、35参照）、食器用洗剤には主に「陰イオン界面活性剤」が配合されています。**「陰イオン界面活性剤」**は泡立ちに優れ、様々な汚れを幅広く落とせる一方で、**手肌への刺激性が懸念されるのが欠点。**

対して“マイルド”や“手肌に優しい”といった表示のある食器用洗剤は、**「非イオン界面活性剤」**が主成分の場合が多いです。この成分は**泡立ちや洗浄機能は限定的ですが、手肌そのものへの刺激は非常にマイルド**。しかし、**「非イオン界面活性剤」**は「油汚れ」を落とすのは比較的得意なので**「脱脂力」自体はそれなりに強く**、手肌への刺激はないのですが、皮膚表面の皮脂などのバリア成分を除去します。**結果として、通常の陰イオン系よりはいくらかはマシなものの「手荒れしない」とは言えない**ということになります。

STUDY

優しすぎると
お皿が洗えない…!?

食器用洗剤の中には稀に**「両性イオン界面活性剤」**（P35参照）が用いられているものもあります。ただし、**このタイプの界面活性剤は洗浄力が非常に低く、確かに手肌には優しいのですが、どれだけ流してもお皿やフライパンの油が残ってしまう**なんてことも……。忙しい家事の中でお皿洗いに時間がかかるのはとてもストレスですし、どれだけ優しくても長時間触れ続ければ当然手荒れは進行します。結局のところ「肌に優しい洗剤」でも手は荒れてしまうのです。

どうしても手荒れを改善させたい場合はP48の方法を試すのが一番お勧めですが、洗剤の刺激は洗剤濃度に比例するので、**“予め洗剤を薄めて使用する”**という方法もあります。食器用洗剤は界面活性剤濃度が40％近くととても濃いものも多いのですが、**界面活性剤は1％～5％程度が最も洗浄力を発揮するので、この場合20倍以上に薄めても十分洗浄可能です。**予め水を加えて5倍くらいに薄めておくと、コスパも良くなりますし、手肌への負担を減らせます。

界面活性剤の種類①

界面活性剤には4つの種類がありますが、
ここでは陰イオン系と非イオン系を紹介します。

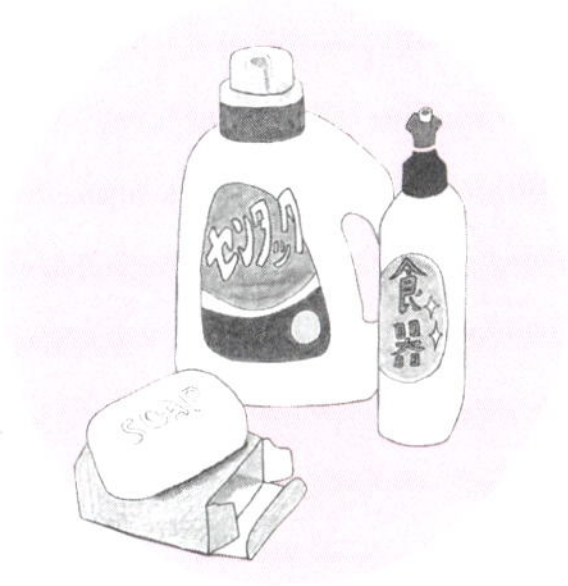

陰イオン界面活性剤

弱い皮膚刺激あり

洗浄機能に優れ、泡立ちが良く洗濯洗剤、食器用洗剤などに主に配合。洗顔料やシャンプーの主成分でもある。マイナスの静電気を帯びる性質があり弱い皮膚刺激を持つ。有名なものに「石鹸」「直鎖アルキルベンゼンスルホン酸塩」「アルキルエーテル硫酸エステル塩」などがある。

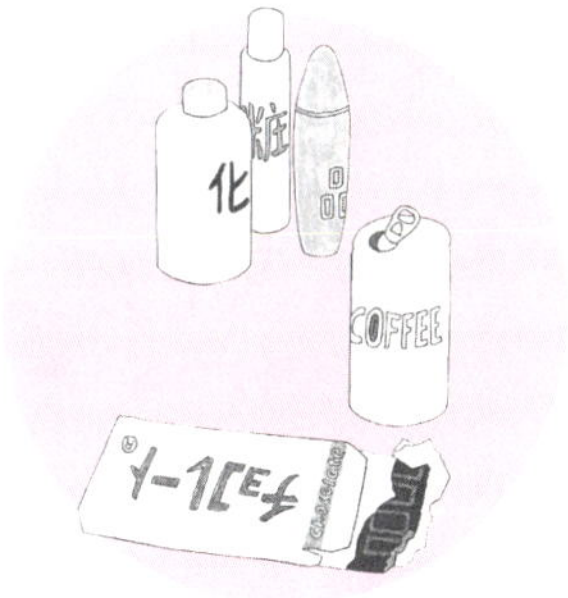

非イオン界面活性剤

毒性・皮膚刺激なし

油分の可溶化・乳化作用に優れるため洗濯洗剤や食器用洗剤の補助洗剤として主に利用。化粧品の場合は塗布化粧品の乳化剤などに。毒性や刺激を持たず、食品添加物として利用されることも。有名なものに「ポリオキシエチレンアルキルエーテル」「アルキルグリコシド」「ステアリン酸グリセリル」「ポリソルベート」などがある。

POINT

「マイルド」「手肌に優しい」などの表示のある食器用洗剤には非イオン界面活性剤が主成分として配合されているケースが多め。ただし油汚れを落とす力（脱脂力）はそれなりに強く、全く手荒れしないわけではありません。

身近な化学のなんで

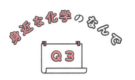

Q3

抗菌、除菌、殺菌…どう違うの？

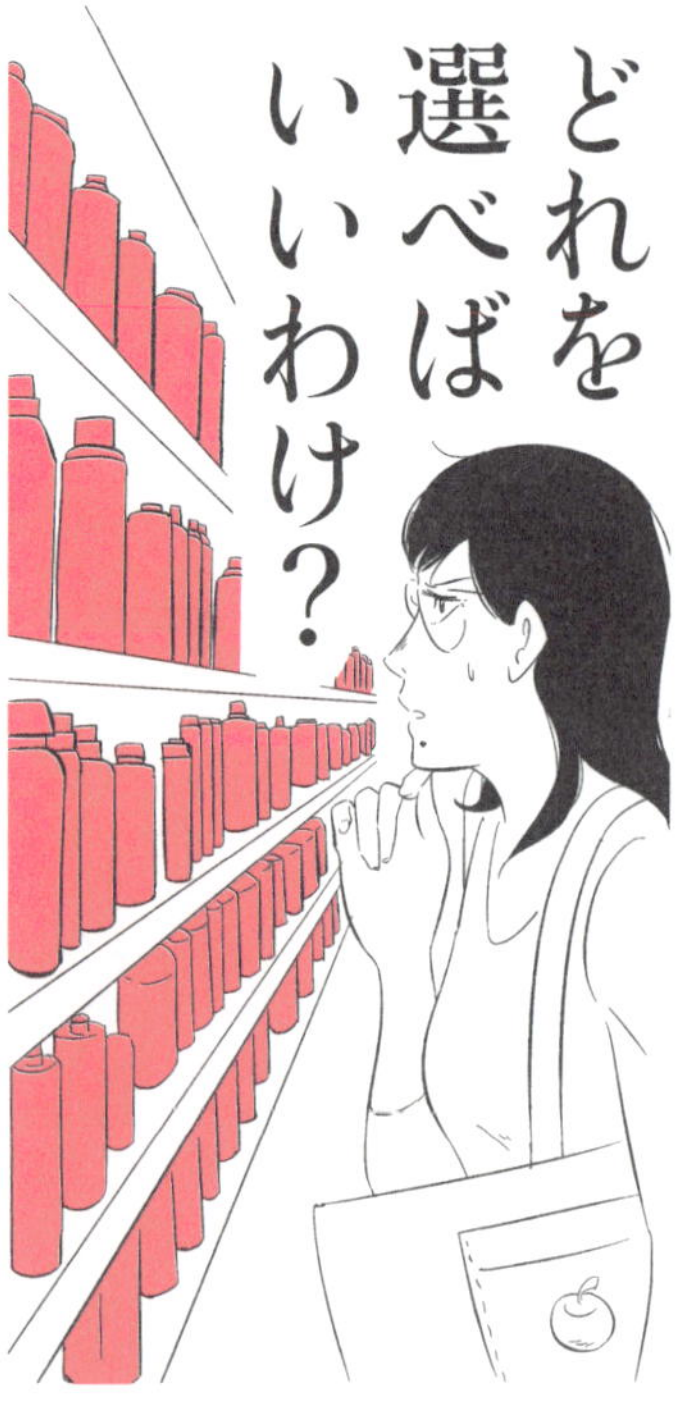

A3

- ☑ 除菌は菌を除去すること、抗菌は菌の繁殖を抑えること
- ☑ 除菌しても菌が完全に死ぬわけではない

正解

秒でわかる！

「除菌」にはあまり**期待しすぎないように！**

抗菌 殺菌 除菌
STUDY

99% 除菌……
残り1% の意味とは

近年、多くの日用品で見かけるようになった「除菌」「抗菌」「殺菌」といった表示。**除菌は「菌を対象物から有効数減少させる」**、**抗菌は「菌の増殖を抑制、あるいは阻害する」**、殺菌は**「細菌などの微生物を死滅させる」**という定義があります。

ただし「殺菌」は医薬品や医薬部外品にしか認められない表現。食器用洗剤などの日用品には表示されません。つまり、日用品の場合は「**除菌」か「抗菌」か**を選ぶことになります。除菌と抗菌の重要な違いは、**「除菌」タイプでは菌を一時的に拭き取ってその場にいない状態にすれば「除菌」と言えるため、何か特殊な成分によって菌を殺しているわけではありません。**しかも除菌の試験では菌の減少は1/100などまでしか計測しないため、**1%程度は残っていて、そこからさらに繁殖してくる可能性は十分あります。**「抗菌」の場合は繁殖を抑制できますが、逆に菌の数を減らすわけではありません。

「抗菌剤」や「除菌剤」は肌刺激の懸念も？

除菌表示のある食器用洗剤には、成分表に**「除菌剤」**と記載されているものがあります。“具体的に何が入っているの？”と疑問に思う人も多いと思いますが、**「塩化ベンザルコニウム」など「陽イオン界面活性剤」（P35）の一種**や、「硫酸亜鉛」のような**タンパク質変性作用のある成分**が入っていることが多いです。これらの成分にはタンパク質を変質させる働きがあるため、ウイルス、バクテリア、細菌といったタンパク質でできた菌にダメージを与えるということで、殺菌剤や防腐剤として用いられています。

しかし、タンパク質を壊す力があるということは、菌だけでなく、タンパク質でできている私たち人間の肌にも負担がかかるということ。前のページで説明したように、「除菌」とは「その場から菌がいなくなればOK」という定義があり、「除菌剤」という特別な成分が入っていなくても、洗剤で洗う時点ですでにある程度の除菌はできているので、**もし手肌への刺激を考慮するなら除菌剤は避けても良いかもしれません。**

抗菌、除菌、殺菌の違い

洗剤などで見かける3つの言葉。
それぞれの違い、あなたは理解していますか？

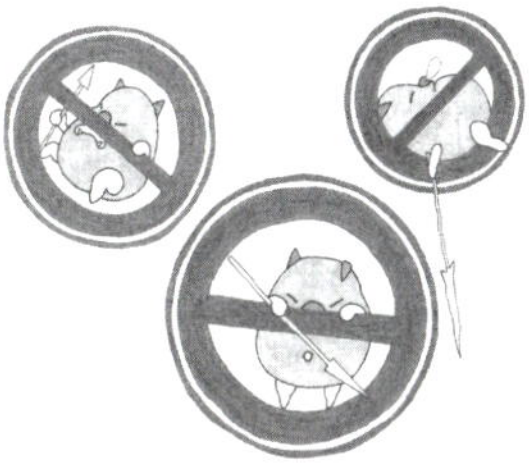

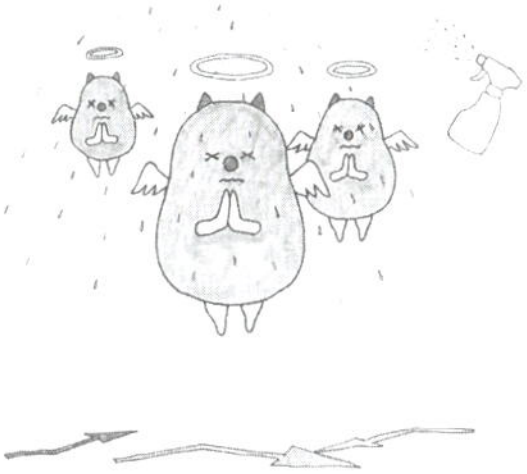

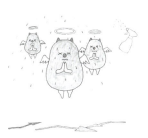

抗菌

菌の増殖を抑制、あるいは阻害すること。菌の繁殖を抑制するが、菌の数を減らすことはできない。

殺菌

細菌などの微生物を死滅させること。医薬品や医薬部外品にしか認められない表現で、日用雑貨には見られない。

除菌

菌を対象物から有効数減少させること。全てを取り去ることはできず、0.1%～1%程度は残っているので、そこから繁殖する可能性は残る。

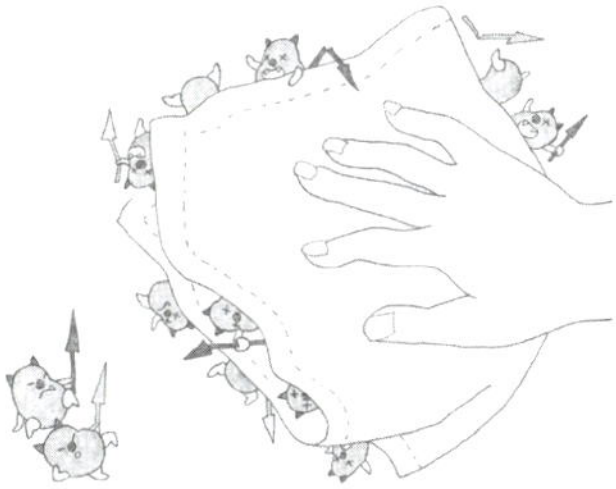

POINT

「除菌」と書いてあるからといって全ての菌が抹消されるわけではなく、抗菌作用がなければ再度繁殖してしまいます。菌は全てが悪いものではないので、あまり除菌や抗菌にこだわる必要はありません。

身近な化学のなんで

Q4

植物エキスやAg^{+}に抗菌作用はあるの？

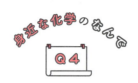

どう違うの？
どっちが正解？
誰か、教えて
くれない？

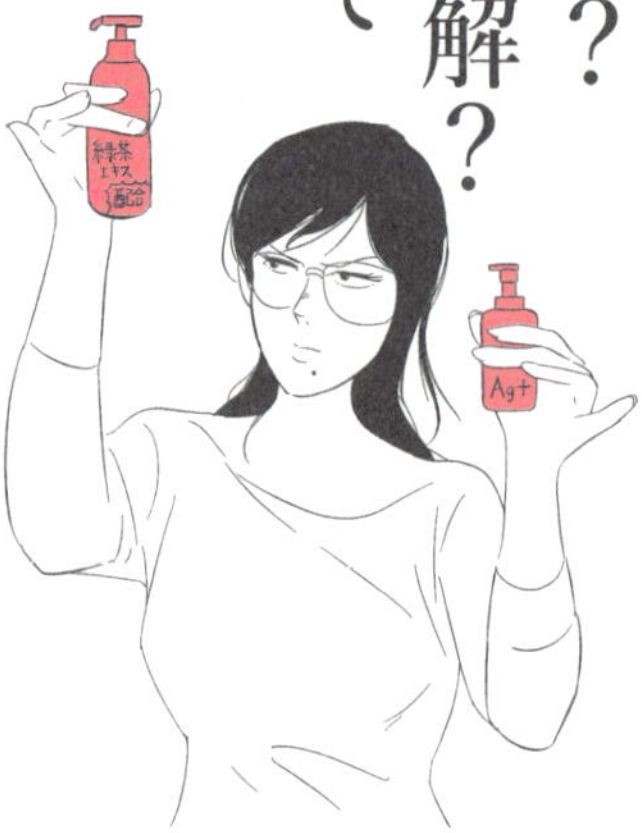

A4

- 「植物エキス」はあくまでイメージ成分
- 「銀イオン」は濃度が低く、他の抗菌成分が主成分

正解

秒でわかる！

効果のある成分もあるが、過信は禁物！

STUDY

植物エキスの多くには大した効果はない

主に化粧品によく見られるものの、最近では家庭用洗剤などの日用品にも見られるようになった「桃の葉エキス」や「アロエエキス」「緑茶エキス」「オリーブエッセンス」などの「植物エキス」とも呼ばれる成分。一見すると良さそうな成分に見えますが……。**実際にはあまり重要な成分ではありません。**植物エキスはそれなりに高額の化粧品であってもごく微量しか配合されておらず、消費者に対して**「植物由来の成分が入っている」というイメージを与えるための、単なる“イメージ成分”に過ぎない**のです。なので、過度に効果を期待するのは禁物。

ただし、植物エキスの中には**「緑茶乾留エキス」など、医薬部外品の有効成分として消臭成分や抗菌成分に使われている**ものもあります。これは緑茶成分に含まれる「タンニン」などのポリフェノール類が雑菌の繁殖を抑えたり、臭い成分と反応して効果を発揮するもので、**万が一口に入った際の安全性も高い**ため、身近なアイテムにも実用化されています。植物エキスは、効果のあるもの、ないものを正しく判断して選びたいところです。

STUDY

Ag+（銀イオン）だけで 抗菌は難しい

抗菌成分としてよく見かける「Ag+」や「銀イオン」という表示。なぜ、銀が抗菌成分として働くかというと、そのヒントは**“金属アレルギー”**にあります。

金属アレルギーは、イオン化した（水に溶けた）金属成分が皮膚のタンパク質と結合して起こるとされています。

菌類などの微生物もタンパク質なので、イオン化した金属成分が結合することができ、人間にとってはアレルギー程度で済む話ですが、微生物にとっては大ダメージ。これが銀イオンの抗菌効果のメカニズムです。

ただし、実は「銀」は元々イオン化しにくい成分で、アレルギーにもなりにくいのです。「銀イオン」は化学処理によって無理矢理イオン化させた成分でとても不安定。タンパク質との結合力もとても高いと考えられます。こうなると**人にとっての刺激やアレルギーのリスクも避けられません。結局日用品レベルでは高濃度の配合は難しく、当然コストも高い**ため、抗菌作用を謳った銀系製品の成分を確認すると、実は**抗菌剤としては別の成分が配合されている**こともしばしばあります。

主な除菌剤・抗菌剤の種類と作用メカニズム

日用品や化粧品などで利用されている除菌剤や抗菌剤の種類とその作用メカニズムについてまとめてみました。

除菌剤・抗菌剤として応用される成分の例

成分の種類	実用化されている成分の例	説明
ポリフェノール類	緑茶乾留エキス、柿タンニン、茶カテキンなど	ポリフェノールにはタンパク質と結びつきやすい性質（タンパク質変性作用）があり、除菌剤や抗菌剤として応用される。
酵素	プロテアーゼ、パパインなど	タンパク質を分解する酵素の力でウイルスや細菌のタンパク質組織を破壊する。
重金属化合物	銀イオン、硫酸亜鉛、酸化亜鉛、ミョウバンなど	金属イオンがタンパク質と結びつく性質を利用して抗菌剤や収斂剤として利用されている。
陽イオン界面活性剤	塩化ベンザルコニウム、塩化セチルピリジニウムなど	生物の細胞膜がマイナス静電気を帯びているため、陽イオン界面活性剤のプラス静電気により細胞膜を破壊する。
α-ヒドロキシ酸 β-ヒドロキシ酸	サリチル酸、グリコール酸、乳酸、リンゴ酸など	ケミカルピーリングに用いられるAHA（α-ヒドロキシ酸）やBHA（β-ヒドロキシ酸）はタンパク質を破壊する性質を持つ。
アルコール類	エタノール、PG、ペンチレングリコール、1,2-ヘキサンジオールなど	分子量の小さいアルコール類は細胞膜に浸透しやすく細胞にダメージを与えると考えられている。高濃度でなければ効果は弱い。
防腐剤など	パラベン類、フェノキシエタノール、安息香酸Naなど	その他様々なメカニズムによる防腐剤類も利用されている。

POINT

除菌剤と記載されているものにはタンパク質変性作用のある成分が入っていることが多く、ウイルスやバクテリアなどのタンパク質でできた微生物にダメージを与えます。これらは、殺菌剤や防腐剤として用いられています。

身近な化学のなんで

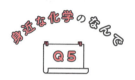

Q5

ジェルや炭…数ある消臭剤の違いは何？

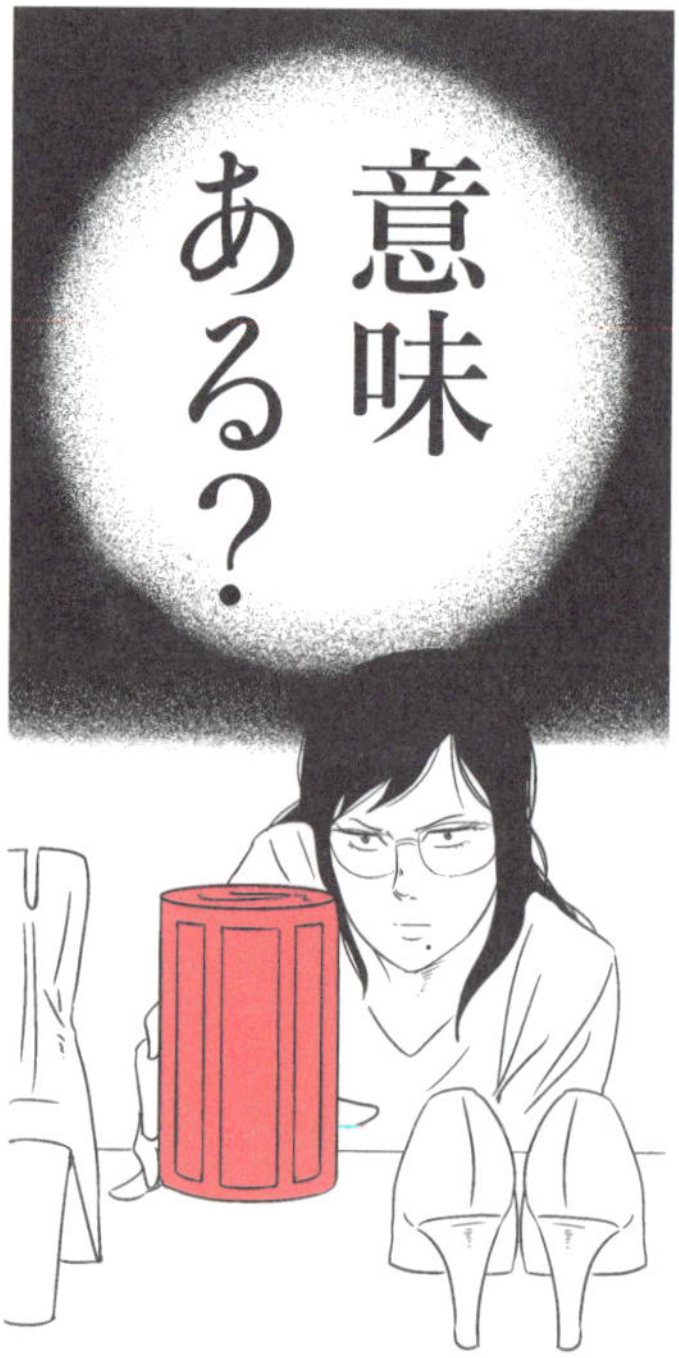

A5

☑ 最も大きな違いは消臭方法

☑ 消臭剤の違いによって得意な消臭物も違う

正解

秒でわかる！

臭いの種類と場所によって使い分けよう！

STUDY

体臭・腐敗臭に効く「イオン交換消臭剤」

　現在市場で主流の消臭剤は消臭方法によって大きく2種類に分けられます。

　1つめは、最もよく見かける**「イオン交換消臭剤」。**人が臭いを感じる時、それは**鼻腔から何らかの化学成分を吸入している**ということです。特に「臭気」として感じる化学成分の多くはアンモニアや硫化水素、酪酸やイソ吉草酸《きっそうさん》など、プラスかマイナスの静電気を帯びる（イオン化する）ものが多く、**これらの静電気を中和することで無臭化する**のが「イオン交換消臭剤」です。つまり、「プラスの静電気を帯びた臭いが来たらマイナスの静電気で中和する」という方法で消臭しているというわけ。イオン交換消臭剤は様々な臭いに効果を発揮しますが、**特に得意なのがゴミ箱やキッチン周り、靴箱や、ペットの糞尿といったイオン化した臭い**です。

　商品の表示では**「イオン交換体」**や**「アミノ酸系消臭剤」**等と記載されているものが多く、また**「両性イオン界面活性剤」**などもこれと類似の機構での消臭効果を持つと言われています。ジェル、液状、スプレーなど様々な形があります。

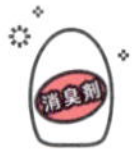

STUDY

安全性が高く、ガスや煙にも効く「多孔質消臭剤」

2つめは、炭などの**「多孔質消臭剤」**です。

「炭」には目に見えない小さな穴がたくさん空いていて、まるでスポンジのようになっています。このような物質を「多《た》孔質《こうしつ》」と呼び、**その無数の穴（孔）の中に、臭いの分子を吸着させる**のが、「多孔質消臭剤」の消臭メカニズムです。

多孔質消臭剤は、イオン交換消臭剤に比べて消臭効率は高くないと言われますが、実はゴミ箱やキッチン周りなどのイオン系臭気だけでなく、芳香族炭化水素やガスや煙といった**非イオン性の化学物質や粒子状の臭いも吸着できる**のです。香水や芳香剤の匂い、精油（アロマ）などもこの一種です。また**万が一、子どもやペットが誤飲しても安全性が高い**というメリットもあり、車や冷蔵庫といった安全性が気になる場所に置くのにも適しています。

炭以外の多孔質消臭剤では**「ゼオライト」**や**「シリカゲル」**などが知られていますが、いずれも水分を吸収する吸湿性が高すぎて消臭剤としての機能が炭には劣るため、実用例は少ないのです。

場所別！ 効果的な消臭剤とは

消臭剤には「イオン交換消臭剤」と
「多孔質消臭剤」の2種類があり、
それぞれの特性により得意とする場所・ものが変わります。

☆イオン交換消臭剤

アンモニアや硫化水素を含む腐敗臭・糞便臭、酪酸（皮脂の酸化臭）、イソ吉草酸（足や汗の悪臭）などのイオン系の不快臭に強い。消臭力は比較的高い。

例）・イオン交換体
・アミノ酸系消臭剤 など

★多孔質消臭剤

消臭力は低めだが、安全性が高く、様々な臭気を幅広く消臭できる。イオン交換では対応できないガスやエステル、香料なども消臭可能。

例）・炭など

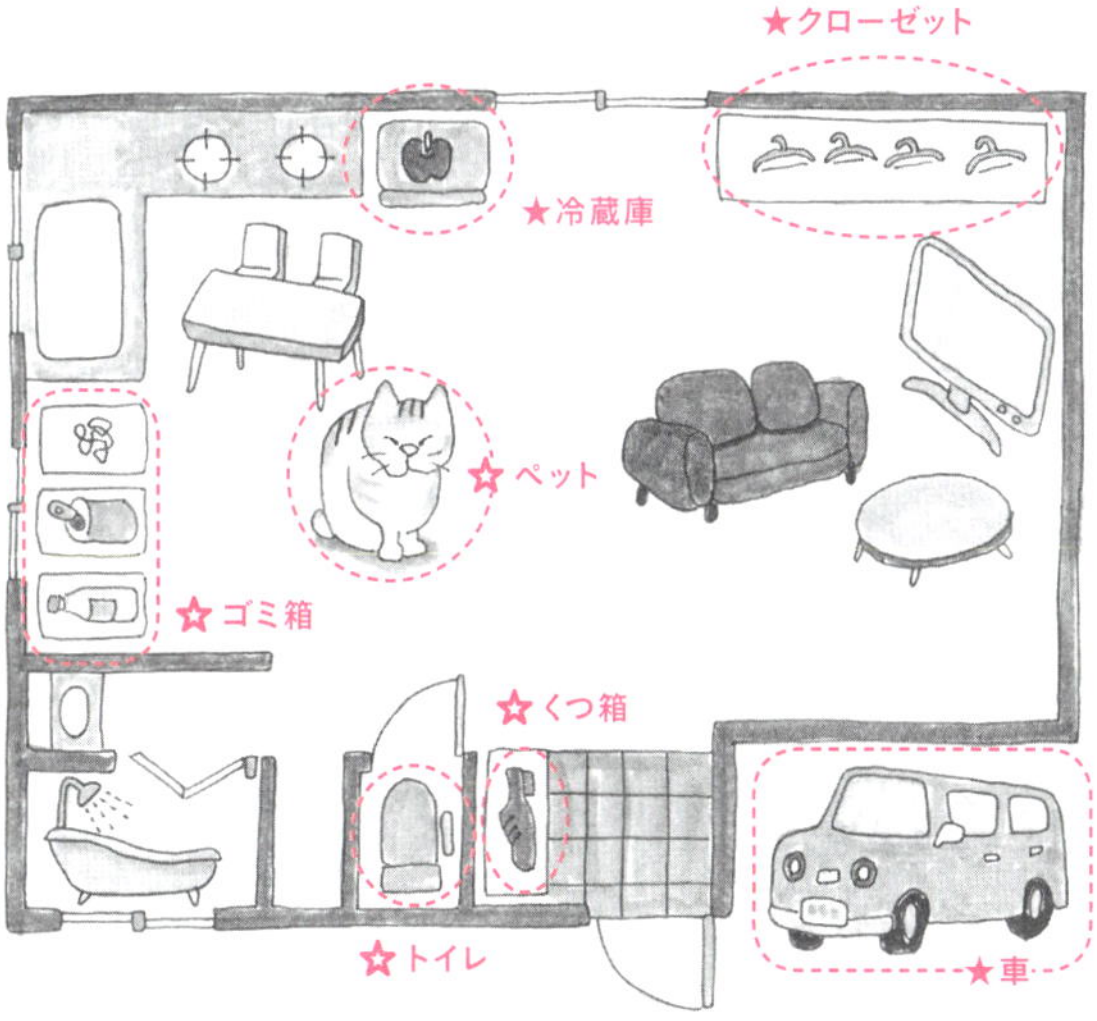

POINT

臭いの原因と消臭剤のメカニズムを理解しておけば、どちらの消臭剤が合っているのかがわかります。臭いを取るだけでなく、換気などもしながら、上手に使っていきましょう。

身近な化学のなんで

Q6

スプレーだけで丸洗い…衣類用消臭スプレーはどう選べばいい？

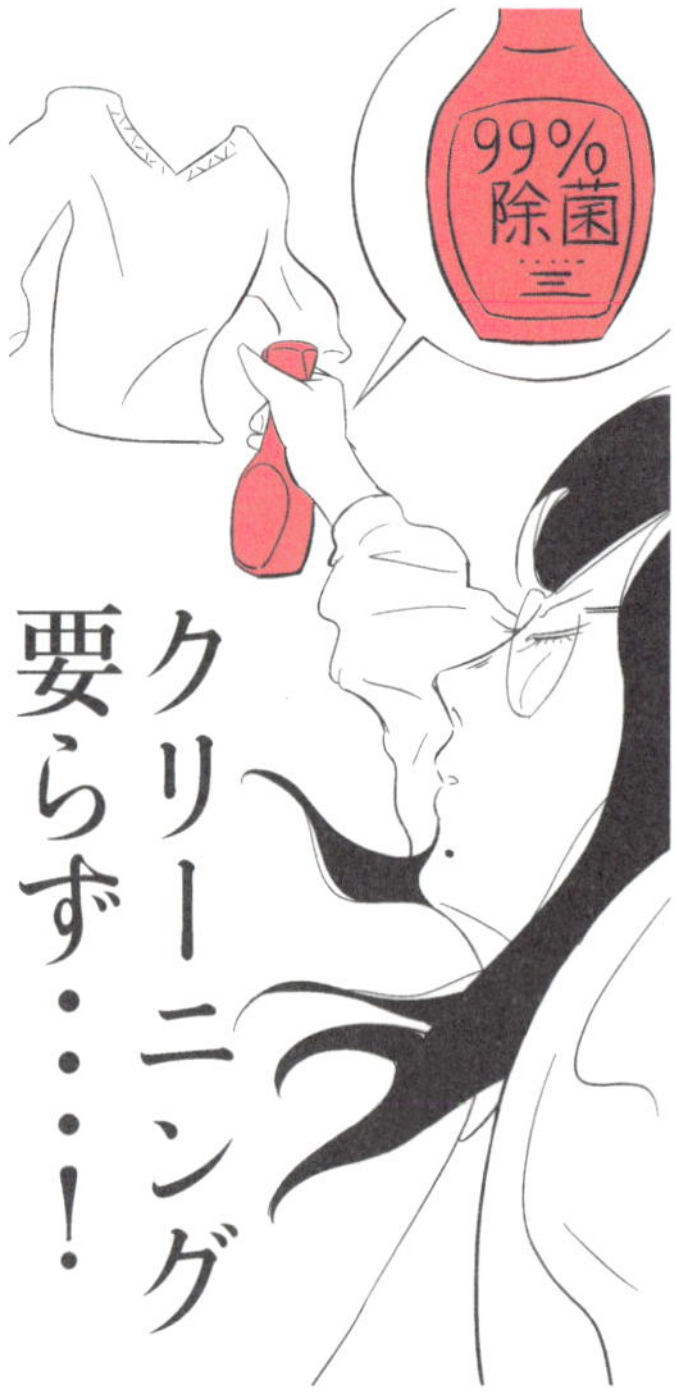

A6

- ☑ 安全性重視は「両性イオン系」、効果重視なら「陽イオン系」
- ☑ 消臭スプレーには刺激の強いものもあるので注意

正解

秒でわかる！

スプレーだけで「丸洗い」は無理。誇大広告に騙されないで！

STUDY

臭いが消えるのは 界面活性剤の働き

衣類用消臭スプレーの主成分として使われる代表的な成分には**「両性イオン界面活性剤」**と**「陽イオン界面活性剤」**の2種類があります。「両性イオン界面活性剤」は分子中にプラスとマイナスのどちらにも帯電する構造を持っていて、Q5で紹介したイオン交換作用による消臭作用を持つ成分。「界面活性剤だから危険！」と言う人もいますが、**両性イオン界面活性剤はベビーソープや食品添加物に使われるほど安全性の高い成分なので、子どもがいる家庭や肌が弱い人はこちらを使うのがお勧め**です。ただし殺菌・抗菌効果はイマイチです。

対して「陽イオン界面活性剤」は主に柔軟剤の成分として使われている成分ですが、生態への毒性などが強く**殺菌消毒成分**としても利用されます。この場合は、**菌の繁殖を抑制して臭いの発生を防ぐ**成分です。**殺菌効果が非常に高いため、菌が繁殖しやすい場所や臭いのキツいアイテムには陽イオン界面活性剤の入っているものを使用した方が効果的**です。ただし、刺激の懸念があるので皮膚に触れる衣類への使用は注意しましょう。

STUDY

「消臭スプレー＝丸洗い」は大きな間違い

CMなどの影響からか、「消臭スプレーを吹きかけておけば洗濯しなくても大丈夫」と思っている人がいますが、これは大きな間違い。なぜなら、前ページでもお話ししたように、**消臭スプレーで臭いが消えるのは、化学成分の力で臭いを抑えているだけで、汚れそのものがなくなるわけではない**からです。

さらに、消臭スプレーに使われている**界面活性剤やその他の成分はほとんど揮発しないため、繰り返しスプレーしていると成分がどんどん蓄積してしまう**というのも問題です。目には見えないのでわかりにくいかもしれませんが、刺激の強い「**陽イオン界面活性剤**」が蓄積している洋服や布団を使っていると想像すると、とても気持ち悪いですね。特に子どもやペットのいる家庭では注意が必要です。

肌に直接触れる機会の少ないカーテンや絨毯などに使う場合は問題ないかもしれませんが、寝具や衣類などは消臭スプレーで済ませず、できる限り洗濯することをお勧めします。

界面活性剤の種類②

4種類の界面活性剤のうち、ここでは陽イオン系と
両性イオン系について解説します。

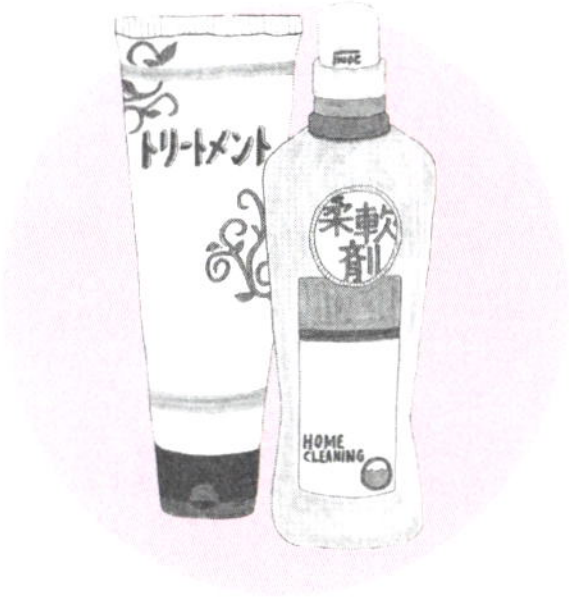

陽イオン界面活性剤

毒性・皮膚刺激あり

陰イオン界面活性剤とは逆にプラスの静電気を帯びる性質があり、柔軟剤やトリートメントとして利用される。帯電を防止し潤滑性を与えるが、毒性や皮膚刺激が強いため殺菌剤に利用される成分もある。「エステル型ジアルキルアンモニウム塩」「アミド型アルキルアミン塩」「塩化ベンザルコニウム」などがある。

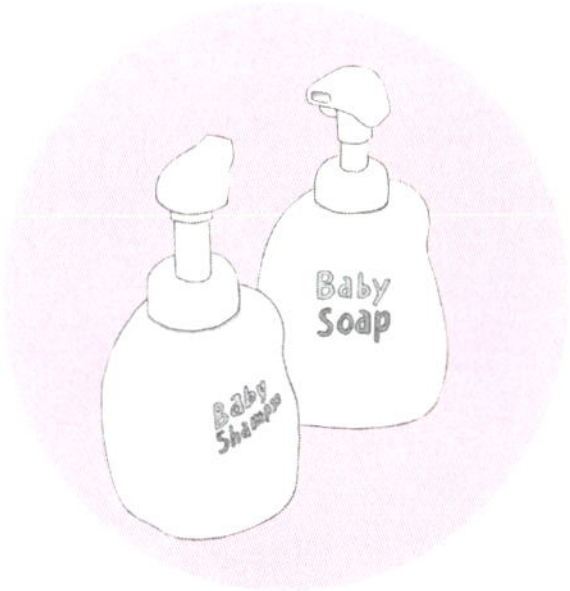

両性イオン界面活性剤

毒性・皮膚刺激なし

1つの成分内に陰イオン・陽イオン両方の性質を持つが、分子内で電気的バランスが取れているため毒性や皮膚刺激は極めて弱い。ベビーソープやマイルド系の洗浄成分として様々な洗浄系アイテムに配合。「アルキルアミンオキシド」「アルキルベタイン」「レシチン」など。

POINT

消臭スプレーには、陽イオン系のものと両性イオン系のものがありますが、毒性などを考えると安全性の高い両性イオン系を選びたいものです。殺菌・消臭効果は弱め。寝具や衣類はなるべく洗濯しましょう。

身近な化学のなんで

Q7

除菌ウェットティッシュって、ノンアルコールが安全？

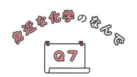

ノンアルなのに除菌できるの？
初めて知ったわ・・・

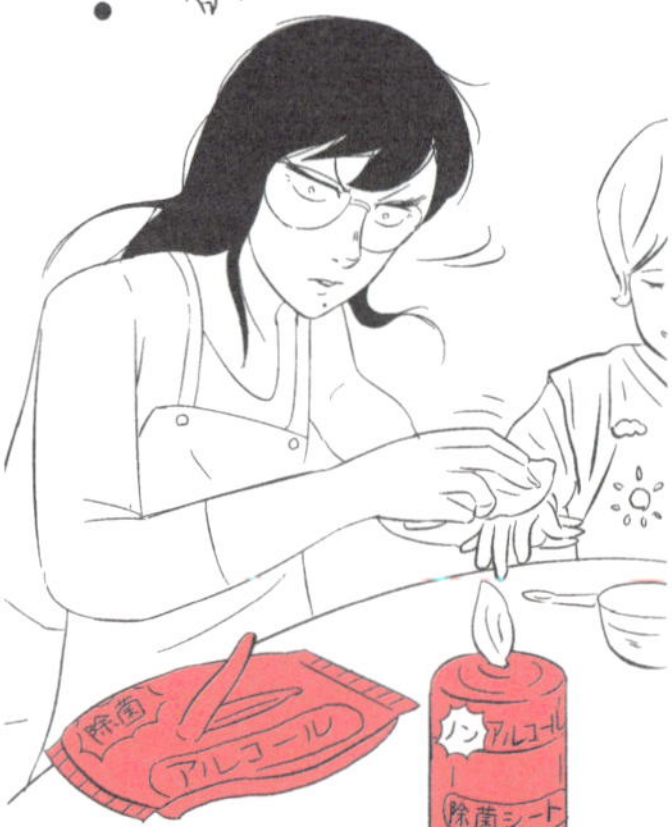

A7

- アルコールは揮発するので安全性は意外と高い
- ノンアルコールの殺菌剤・除菌剤成分は要注意

正解

秒でわかる！

アルコールは悪者じゃない！

安全に除菌できる頼もしい存在

STUDY

実は最も安全性が高いのはアルコールタイプだった！

ウェットティッシュは、「アルコールタイプ」と「ノンアルコールタイプ」の２種類に大きく分けられます。この分類を見ると、アルコール成分がなんとなくイメージ的に悪者になっていることがうかがえますが、**実はアルコールの成分である「エタノール」は思うほど悪者ではありません。**確かに、「エタノール」は化粧品として配合される場合は刺激もあり、私自身も積極的に使いたいとは思いません。しかし、食卓などの除菌目的の場合は話が別。**「エタノール」は“揮発性”という性質があるので、気体となってその場から消えてなくなります。ですので成分残留を考えると「エタノール」を使用したウェットティッシュが最も安全性が高い**のです。

一方で、ウェットティッシュによく使われているような殺菌剤や除菌剤は揮発性を持たないため、成分がその場に残り続けます。その成分の毒性が低く、微量だったとしても、**何度も同じ場所を拭き続ければ消臭スプレーのように成分が蓄積していかないとも言い切れません。**ただし「エタノール」アレルギーがある場合は、ノンアルコールタイプのウェットティッシュを選びましょう。

STUDY

ノンアルコールタイプの方が毒性が強い場合も!?

アルコールタイプの「エタノール」が除菌効果を発揮する一方で、ノンアルコールタイプは「ベンザルコニウムクロリド」「セチルピリジニウムクロリド」「ブチルカルバミン酸ヨウ化プロピニル」「イソプロピルメチルフェノール」などの**殺菌作用を持つ成分**が使用されることが多々あります。

しかしこれらの成分はエタノールなどと比較すると毒性や皮膚刺激が強く、配合上限濃度〔化粧品に配合する防腐剤（粘膜に使用されることがなく洗い流さないもの）としての最大配合量〕もかなり低めに設定されています。

例えばエタノールには配合上限はありませんが、「塩化ベンザルコニウム」は0.05%、「ブチルカルバミン酸ヨウ化プロピニル」だと0.02%と極低濃度しか配合できません。上限濃度が低いのは、その分刺激や毒性のリスクがあるからです。ちなみに、**エタノール同様に嫌われ者である防腐剤成分「メチルパラベン」の配合上限は1%**。これは防腐剤の中で最も高い数字で、それだけ安全性が高いことを意味しています。

ウェットティッシュやおしり拭きの 除菌成分の毒性を比較してみよう

除菌ウェットティッシュなどに含まれている除菌剤・抗菌剤の実際の経口毒性（LD50）を見ていきましょう。
（※LD50…半数致死量。投与した動物の半数が死亡する用量）

除菌アイテムに配合される除菌剤・防腐剤リスト

毒性	成分名	経口毒性 (mg／kg)	防腐剤規制濃度
低い	メチルパラベン	8000	1.0%
	エタノール	7000	規制なし
	イソプロピルメチルフェノール	6280	0.1%
	安息香酸Na	4070	1.0%
	トリクロサン	3700	0.1%
	安息香酸	3040	0.2%
	エチルパラベン	3000	1.0%
	フェノキシエタノール	2900	1.0%
	サリチル酸	1100	0.2%
	塩化ベンザルコニウム（ベンザルコニウムクロリド）	240	0.05%
高い	セチルピリジニウムクロリド	200	1.0%
?	トリクロカルバン	不明	0.3%
	ポリアミノプロピルビグアニド	不明	0.1%
	ブチルカルバミン酸ヨウ化プロピニル	不明	0.02%

※ 経口毒性値は数字が大きい方が毒性が低い。規制濃度は低い方が毒性が高い場合が多い。
※ トリクロサンとトリクロカルバンは2016年以降使用が自粛されている。

ウェットティッシュには「アルコールタイプ」と「ノンアルコールタイプ」があり、アルコールタイプで使われているのが、「エタノール」。これは揮発性があり、その場から消えるので安全性は高め。ノンアルコールでは「塩化ベンザルコニウム」「ブチルカルバミン酸ヨウ化プロピニル」などの効果の強いものが配合されます。

POINT

化粧品などにエタノールを使うのは心配ですが、毒性は低く、食卓やおもちゃなどを拭く時に使うなら揮発性があるため安心。「ノンアルコール」「ノンパラベン」だからといってより安全、とは言えません。

身近な化学のなんで

Q8

「ダニが死ぬ」オーガニックスプレー。人には安全？

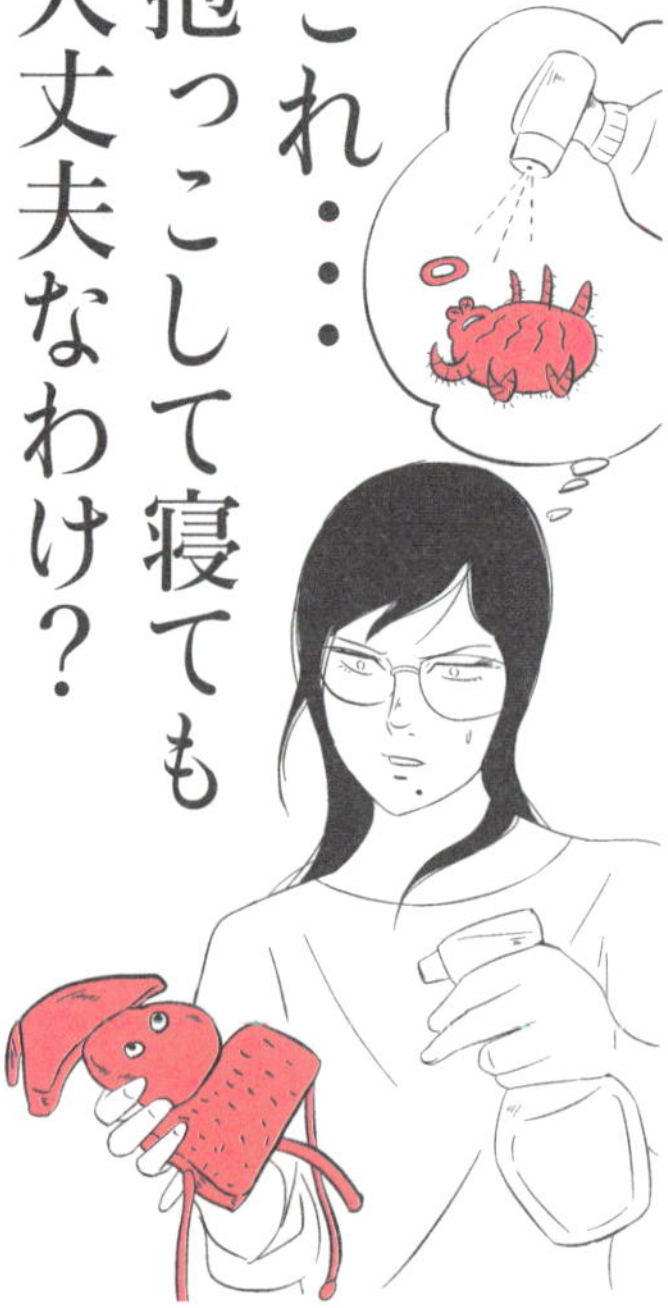

A8

- オーガニックの定番「精油」は刺激が強く毒性もあり
- 虫が死ぬほど強力なスプレーは人間にも無害とは言い切れない

正解

秒でわかる！

実はリスキーなオーガニック。

天然成分は意外と刺激強め！

STUDY

天然の芳香成分「精油」で アレルギーの可能性

なんとなく体に良さそうなイメージがある、「オーガニック」という響き。明確な定義はありませんが、オーガニックを謳う商品には高い確率で**「精油」**が使われています。

「精油」とは**アロマオイル**の主成分で、植物から芳香成分のみを抽出して濃縮したもののことを指します。植物から抽出しているので一見、体に良さそうに思うのですが、実はそれは大きな間違い。

「精油」は、様々な化学成分の混合物であり、天然物質のため不純物も多く、刺激や毒性もあるのです。アロマテラピーなどで利用され、リラックス効果など様々な生理作用も持っていますが、セラピストの世界では厳密に配合できる濃度の定めがあるなど、刺激やアレルギーのリスクも大きいのです。

また、芳香成分なので皮膚に付着しなくても**匂いを嗅ぐだけで効果がある**のも重要です。特に**ペットなどの小動物には精油は「毒」そのもの**であり、最近では**小鳥がアロマによって死亡する事件**があり、精油のデメリットも指摘されています。

STUDY

虫が死ぬ「精油」は、人間にも無害ではない

精油には、香りによってリフレッシュや安眠など、様々な効果があります。香りを嗅ぐだけで手軽にその効果を得られますし、人気が高いのも納得です。そんな精油の中には「虫が嫌う香り」というものもあり、オーガニックと名のつく虫除けスプレーには、だいたいそれらの精油が使われています。具体的には、**「ミント」や「ハッカ」、「ヒノキ」といった清涼感のあるウッド系の香り**などです。

木は自分で動けないので、虫に葉や幹を食べられないよう、虫が嫌がる香りを出すことで虫除けをしていると言われています。このような、木が発する虫が嫌う香りの成分のことを**「フィトンチッド」**と言うのですが、**この成分は微生物への毒性と殺菌力が強いのが特徴**です。虫の体内に入ると死ぬこともあるのですが、それは**生き物にとっても毒性が強い**ということ。**オーガニックといえど人間にとっても全く無害とは言い切れない**でしょう。

ただちに健康を害することはなくとも、皮膚刺激になったり、子どもだと気分が悪くなってしまうことも考えられるので、注意しましょう。

天然精油・合成香料の成り立ちと安全性

天然香料と合成香料の成り立ちを知って
安全性の高いものを適切に選べるようになりましょう。

精油（天然香料）

植物などから芳香成分のみを取り出したもの。様々な芳香性化学物質の混合濃縮物で、複合的な奥行きのある香りが楽しめ、様々な生理活性を持つが、刺激やアレルギーリスクが高い。

合成香料

精油から特定の芳香成分だけを取り出したもの（単離香料）、もしくは単一成分を化学的に合成したもの（現在は単離が主流）。香りに奥行きはないものの単一成分のため低リスク。

ラベンダー精油中の主要化学成分（単位：%）

成分名	濃度 Min	濃度 Max
リナリルアセテート	25	45
リナロール	25	38
cis-β-オシメン	4	10
trans-β-オシメン	2	6
テルピネン-4-オール	2	6
ラバンデュリルアセテート	2	-
ラバンデュロール	0.3	-
3-オクタノン	-	2
1,8-シネオール	-	1.5
α-テルピネオール		1
リモネン	-	0.5
カンファー	-	0.5

『アロマセラピーサイエンス』（フレグランスジャーナル社）より引用、一部改変

現在の「合成香料」は、これらの成分からリナロールやリナリルアセテートのみを抽出して取り出す「単離香料」が主流です。複合成分である精油より、単一成分である合成香料の方が安全性は高いと言えます。

POINT

「天然香料なら無条件に安全」というイメージを持っている人も多いようですが、実際には毒性や刺激が強めの成分が多め。ちなみに2000年に日本で行われた研究では、この10年間でラベンダー精油のアレルギー陽性率が有意に増加していたことがわかっています。

身近な化学のなんで

Q9

おしり拭きの「水99%」、これが一番安全だよね?

そのおしりふき、
ほぼ水という優しさ!

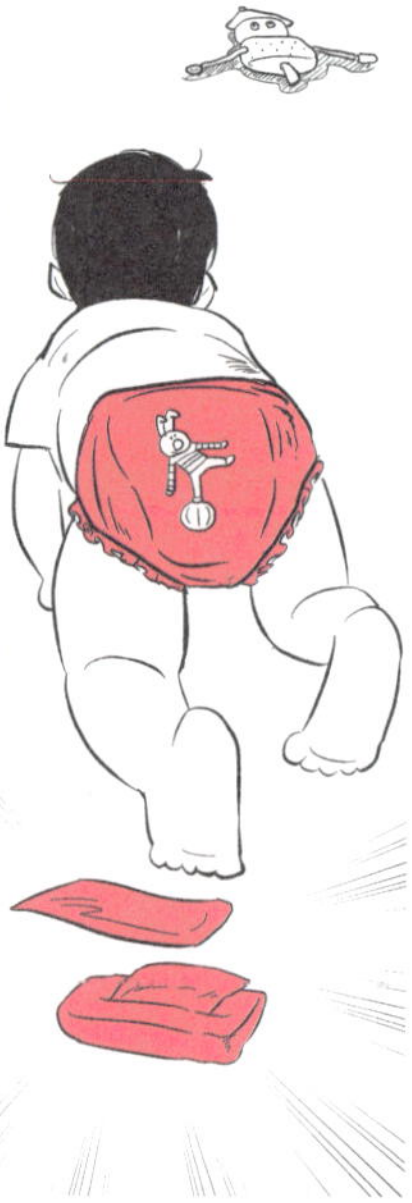

A9

- 「水99%」でも残り1%に強力な除菌剤や防腐剤が入っている可能性あり
- 嫌われ者「パラベン」は、実は最も安全な防腐剤の1つ

正解

秒でわかる!

「水99%」「ノンパラベン」の表示は**疑ってかかるべし!**

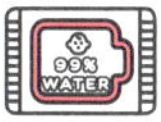

STUDY

同じ「水99%」でも、モノによって成分が違う

デリケートな赤ちゃんの肌に直接触れるおしり拭きは、安全で肌に優しいものを使いたいですよね。そんな考えから「水99%」と書かれたおしり拭きを選びたくなるママの気持ちはよくわかります。

しかし、「水99%」だからといって安心してはいけません。**水の濃度を増やすと雑菌が繁殖しやすくなるため、より強力な抗菌剤や防腐剤を配合する必要が出てくる**からです。抗菌剤や防腐剤の中には刺激や毒性の強いものもあり、実際にそういったものを使っている商品もあるので、低刺激のものをしっかり見極める必要があります。

見分け方のコツとしては、**主成分に刺激の強い水溶性基剤**（P47参照）や、**毒性高めの防腐剤「ベンザルコニウムクロリド」「セチルピリジニウムクロリド」、安全性が不透明な「ブチルカルバミン酸ヨウ化プロピニル」「ポリアミノプロピルビグアニド」などが配合されていないこと**を確認しましょう。水分が乾かないように、刺激の強い成分である湿潤剤の「塩化カルシウム」が配合されている製品もあるので、注意が必要です。

STUDY

防腐剤でおなじみ
「パラベン」は悪者じゃない！

おしり拭きでよく見かける表示は、前ページでお話しした**「水 99%」**と、**「ノンパラベン」「パラベンフリー」**があります。

「パラベン」は微生物の増殖を防ぎ、品質を維持するための防腐剤の一種ですが、なぜか巷では悪者扱いを受けていて「パラベンを使っていない＝肌に優しくて安心」といったイメージがあるようです。

恐らく、「防腐剤は菌を殺菌したり除去したりするものだから、それが肌につくと刺激になる」というイメージから来ているのでしょう。実際に、「パラベン」を配合すると売れにくくなるので避けるメーカーさんも多いようです。

しかし、**本当は「パラベン」…… 特に「メチルパラベン」は最も安全性の高い防腐剤の１つ。**P39を参照すると「メチルパラベン」の経口毒性（食べた時の毒性の数値）は8000mg／kg。最も強毒性と評価されている「セチルピリジニウムクロリド」が200mg／kgなので、40倍近くも毒性の差があります（経口毒性は数値が低いほど毒性が高く、数値が高いほど安全です）。「パラベン」は防腐剤の中でも最も安心して使える成分なので、個人的にはおしり拭きにこそ使うべき成分だと思っています。

水溶性基剤の皮膚刺激性をマスターしよう

おしり拭きやウェットティッシュなどの主成分には「水溶性基剤」と呼ばれる成分が使われています。これらはアルコール類の成分で、化粧品の主成分として配合されています。除菌剤が低毒性のものでも、刺激の強い水溶性基剤が主成分の場合は肌荒れの元になることもあります。

<table>
<tr><th>成分名</th><th>経口毒性値
(LD50:ラット)</th><th>皮膚刺激性
(原液)</th><th>目刺激性
(原液)</th><th>補足</th><th>お勧めの
肌質</th></tr>
<tr><td>グリセリン</td><td>27ml／kg</td><td>刺激性なし</td><td>刺激性なし</td><td>低刺激性保湿剤として汎用</td><td rowspan="2">敏感肌</td></tr>
<tr><td>BG (1,3- ブチレングリコール)</td><td>23g／kg</td><td>極微の刺激性</td><td>刺激性なし</td><td>低刺激性保湿剤として汎用</td></tr>
<tr><td>PG (プロピレングリコール)</td><td>21g／kg</td><td>極微の刺激性</td><td>軽度の刺激性</td><td>浸透性高く近年利用頻度減少</td><td rowspan="3">普通肌</td></tr>
<tr><td>DPG (ジプロピレングリコール)</td><td>15g／kg</td><td>軽度の刺激性</td><td>刺激性あり</td><td>PGの代替として汎用</td></tr>
<tr><td>プロパンジオール</td><td colspan="3">データなし</td><td>PG の異性体、安全性データ不足</td></tr>
<tr><td>ペンチレングリコール</td><td>12.7g／kg</td><td colspan="2">データなし</td><td>経口毒性以外のデータ不足</td><td rowspan="4">強靭肌</td></tr>
<tr><td>エタノール</td><td>7g／kg</td><td>刺激性あり</td><td>刺激性あり</td><td>揮発性高く高濃度では殺菌作用あり</td></tr>
<tr><td>ヘキシレングリコール</td><td>4.7g／kg</td><td>刺激性あり</td><td>重度の刺激性</td><td>主に防腐剤として利用</td></tr>
<tr><td>1,2- ヘキサンジオール</td><td colspan="3">データなし</td><td>ヘキシレングリコールの異性体、データ不足</td></tr>
</table>

参考:『油脂・脂質・界面活性剤データブック』日本油化学会編（丸善出版）より

「グリセリン」や「BG」は低刺激性の成分なので、肌の弱い人はこの成分が主成分かどうかを目安に！ 1,2-ヘキサンジオールやヘキシレングリコールはエタノールよりも刺激の心配があるので、これが主成分のものは避けて選びましょう。

POINT

ウェットティッシュやおしり拭きは水分が多く腐りやすいので、必ずこういった化学成分を含んでいます。99%水でも毒性の強い除菌剤が入っていたり、主成分が刺激の強い基剤になっていないかをしっかり確認して選びましょう。

手荒れを改善させるマル秘テク

使い捨てビニール手袋で洗剤とノータッチ

手荒れの根本的な原因が食器用洗剤にあるという話をしてきました。説明したように単に洗剤の成分を多少マイルドなものにしても、肌を守る天然の保湿成分や皮脂を除去し続ければ、遅かれ早かれ手荒れに結びつきます。

私自身も洗剤との接触がたたって手荒れを起こし、皮膚科に通っても一向に治らず、優しいと言われる洗剤を使ってみても特に変化はなく、とても悩んでいました。

その時に考案したのがこの方法で、薬を塗って一時的には良くなってもすぐに再発して１年以上悪化を繰り返していた手荒れが、数ヶ月ほどで完治しました。

その習慣は現在でも続けていて、今ではかなりの頻度で「手」を褒められるほどです。

その方法とは、**「洗剤と触れる際には必ず手袋で保護する」**というものです。

そもそも手荒れは洗剤によって皮膚のバリア成分を洗い流してしまうことが原因なので、**その原因との接触を完全に絶ってしまえば手荒れは起こりません。**さらに、どんなに洗浄力の高い洗剤を使っても手肌にはノーダメージなので、どれを使っても結局荒れてしまうのなら、この方法が最も簡単で確実です。

私は手が荒れていた当時は、ゴム手袋を使って治したのですが、現在は**「使い捨てのビニール手袋」**を使用しています。ゴム手袋だと「ラテックスアレルギー」の人もいるのと、使い回しでは内部で雑菌やカビが繁殖してしまうことがあるからです。またパウダーの成分が手への刺激になる人もいますので、ビニール手袋は「ノンパウダー」のものがお勧めです。

毎度手袋を装着するのは確かに多少手間ではありますが、確実に手荒れを治すならこの方法が最も手っ取り早いです。重要なのは『1枚の皿を洗う時でも手袋を欠かさない』ことです。少しの油断でも手荒れはぶり返すので、神経質と思われるくらいに手袋の装着は徹底しましょう。

KAZUNOSUKE USE

ITEM

やわらか手袋 ビニール素材

Mサイズ100枚入

金石衛材株式会社

敏感肌・ペット・赤ちゃんの手口拭きに朗報

正真正銘の『水100%』を実現したアイテム

おしり拭きやウェットティッシュで「水100%」を実現したアイテムは本当に少ない（というより実質存在しない）のは説明した通りです。

そもそも水分を多く含む商品は、雑菌が繁殖しやすいため防腐剤や殺菌剤をある程度配合しなければなりません。でなければ手肌の除菌のために拭いたのに逆に雑菌を塗りつけることになりかねないからです。さらに水分を増やして99%以上を水とした場合は、より低濃度で防腐効果を発揮できる強力な成分を配合しなければならず、それはそれで肌への影響が気になってしまいます。

実は市場には真の意味で『水100%』を実現しているアイテムがあるのでここで紹介しておきたいと思います。赤ちゃんを育てたことがあるお母さんなら、もしかしたら知っているかもしれませんが、**『水だけぬれコッ**

トン』は防腐剤も無添加の水100%。化学成分も何もかも入っていないため、**お肌を拭く用途の製品では最も低刺激（というか無刺激）のアイテム**ということになります。

水だけぬれコットンが水100%を実現している理由は、「高圧蒸気滅菌処理」と「アルミパウチ個包装」にあります。高圧蒸気滅菌処理とはオートクレーブ滅菌とも呼ばれる手法で、適当な温度および圧力の飽和水蒸気中で加熱することによって微生物を滅殺する方法です。また、高温殺菌後の細菌の死骸にも存在するパイロン※を特殊なフィルターで除去した、パイロンジェンフリーの水を用いてます。さらに**アルミパウチで個包装にするので雑菌の侵入を許すことがなく衛生的**です。

1枚のコットンが小ぶりなサイズなのでおしり拭きなどとして使用する場合は少しコツが必要ですが、**赤ちゃんやペットの手口拭きや、大人も持ち運び用のお手拭き**としても使用でき、大活躍です。個包装なので数枚をポケットに忍ばせておいてもかさ張りませんよ。

※細菌に由来する内毒系（エンドトキシン）

KAZUNOSUKE USE

ITEM

ママとベビーの水だけぬれコットン

100包入

株式会社大衛

KAZUNOSUKE CHOICE

秒でわかる!

非イオン系成分で肌刺激少なめ

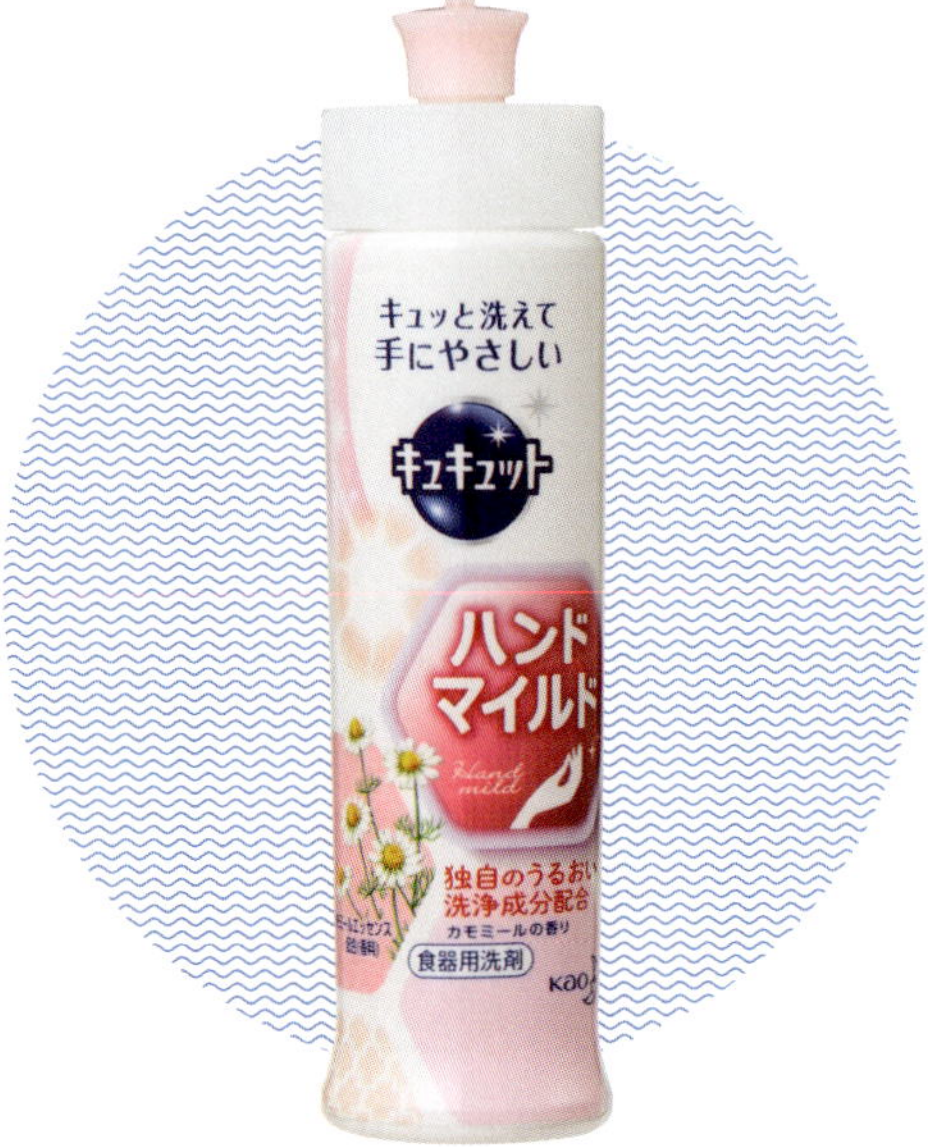

ITEM

花王

キュキュット

ハンドマイルド

かずのすけ注目POINT

主成分が「非イオン界面活性剤」であることがポイント。非イオン界面活性剤は洗剤による皮膚刺激の大きな原因と言われる「イオン性（静電気）」を持たないため、肌への刺激が少なめ。

COMPONENT

成分解析

肌刺激少なめを選ぶなら「非イオン系＞陰イオン系」

成分

☑ 界面活性剤（42%、アルキルグリコシド、アルキルグリセリルエーテル）、☑ 安定化剤

HP記載全成分

［水、アルキルグリコシド、エチルアルコール、アルキルグリセリルエーテル、ポリプロピレングリコール、直鎖アルキルベンゼンスルホン酸ナトリウム、トルエンスルホン酸ナトリウム、塩化マグネシウム、アルキルアミンオキシド、アルキルヒドロキシスルホベタイン、ポリオキシエチレンアルキルエーテル、亜硫酸ナトリウム香料、着色剤］

液性：中性

ITEM 01

主成分に陰イオン系洗剤を配合しない手肌に優しい非イオン系

こちらは手肌への負担が少ない、「非イオン界面活性剤」の「アルキルグリコシド」や「アルキルグリセリルエーテル」が主成分。陰イオン系の「直鎖アルキルベンゼンスルホン酸ナトリウム」も入っているが、容器に記載がないので、配合量は1%以下（非イオン系は泡立ちが弱いので、そのための配合）。油汚れを十分に落とせる洗浄力も確保。ただしエタノール多めの配合で手肌の乾燥を完全に防げるわけではないため、素手で触れば全く手荒れしないわけではない点には注意。

KAZUNOSUKE CHOICE

秒でわかる！

手早く洗えて汚れがスッキリ！

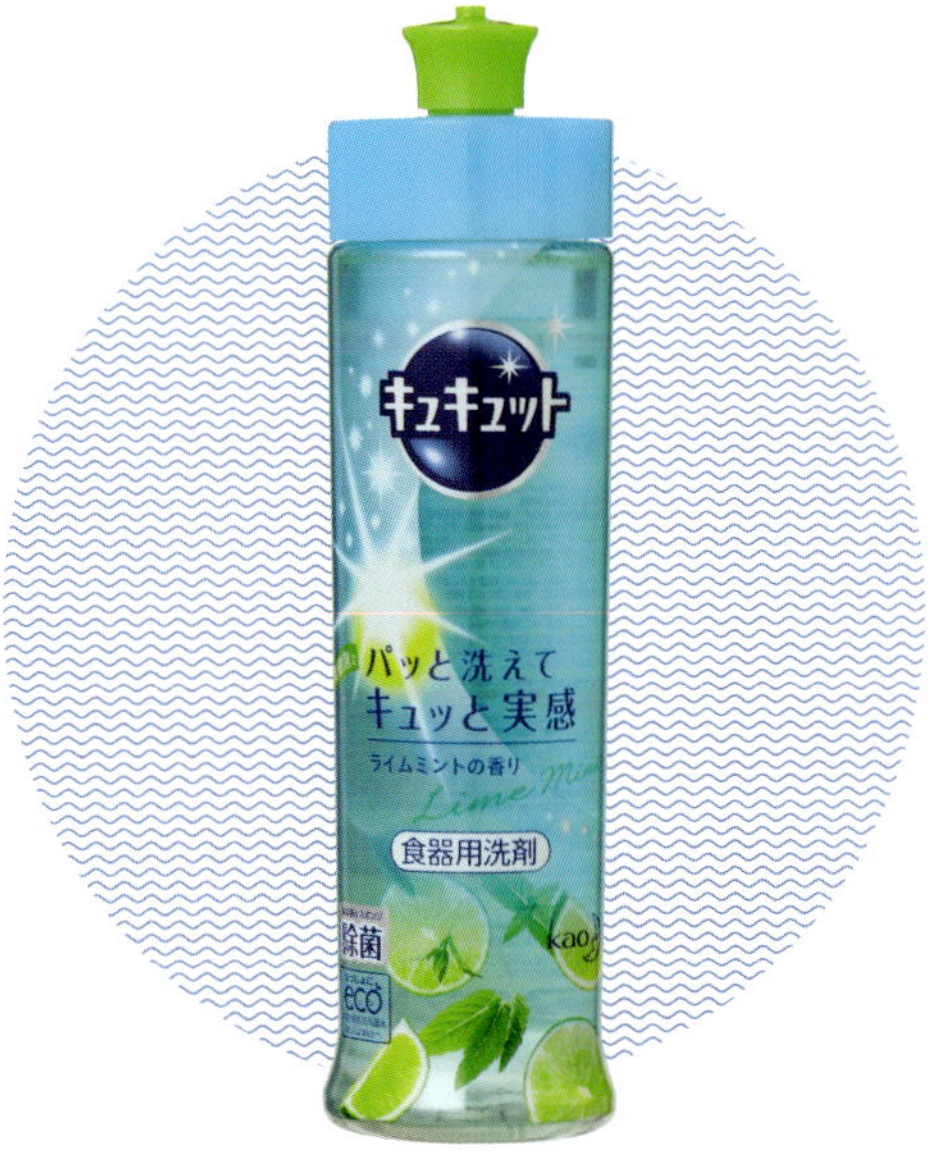

ITEM
花王

キュキュット

かずのすけ注目POINT

直鎖アルキルベンゼンスルホン酸ナトリウムなど刺激の強い成分が不使用。両性イオン系も配合して刺激をマイルド化。不足する洗浄力は非イオン系で底上げしています。

COMPONENT

成分解析

数種類の界面活性剤で肌刺激をマイルド化＆洗浄力アップ！

成分

- 界面活性剤（37%、高級アルコール系（陰イオン）、
- ジアルキルスルホコハク酸ナトリウム、
- 安定化剤、
- 除菌剤

HP記載全成分

［水、ポリオキシアルキレンアルキルエーテル硫酸エステルナトリウム、トルエンスルホン酸ナトリウム 、ブチルカルビトール、アルキルヒドロキシスルホベタイン、ジアルキルスルオコハク酸ナトリウム、アルキルグリコシド、アルキルグリセリルエーテル、アルキルアミンオキシド、塩化マグネシウムプロピレングリコール、香料、硫酸亜鉛、亜硫酸ソーダ］

液性：中性

ITEM 02

化粧品やシャンプーにも使われる界面活性剤も配合

主成分の「ポリオキシアルキレンアルキルエーテル硫酸エステルナトリウム」は、最近では食器用洗剤の主成分としても一般的だが、実はシャンプーの主成分として最も汎用されている。さらに「ジアルキルスルホコハク酸ナトリウム」も化粧品に使われている低刺激洗浄成分。「アルキルヒドロキシスルホベタイン」や「アルキルアミンオキシド」は両性イオン界面活性剤で、刺激性を緩和。低下する洗浄力は非イオン系の「アルキルグリコシド」などを配合して油分洗浄力をアップ。

KAZUNOSUKE CHOICE

秒でわかる!

無香の上にぐんぐん消臭!

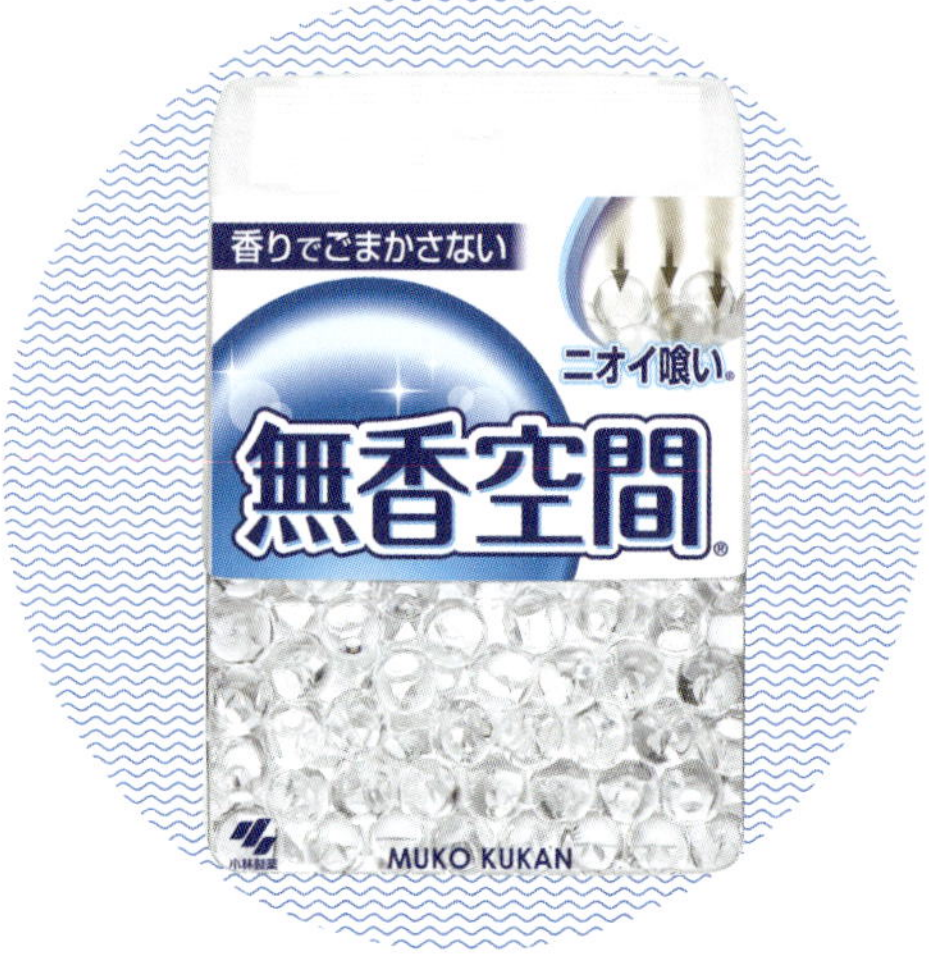

ITEM

小林製薬

無香空間

かずのすけ注目POINT

特に違いのないイオン交換作用タイプの消臭剤において、「無香空間」は香りやデザインで他商品と差別化しようとしないシンプルさが◎。成分も「アミノ酸系消臭剤」と「吸水性樹脂」の２種類とシンプルイズベスト!

COMPONENT

成分解析

無香料で消臭機能だけに特化！潔さと無骨なデザインが好印象

成分

☑ アミノ酸系消臭剤、☑ 吸水性樹脂

ITEM 03

香りで臭いをごまかさない！ビーズ状で液漏れしないのも安心

こちらは「アミノ酸系消臭剤」を水に溶かし、吸水性樹脂でビーズ状に固めたもので、アンモニア臭や体臭などイオン化する異臭を吸収することができる。臭気を吸収すると代わりに水分を失っていくため、徐々にビーズが小さくなるという特徴がある。

香料が配合されていると臭いが混ざってしまったり、衣服に臭いが染みついてしまうことがあるが、本品は無香料なので、その心配が全くない。また、中身がビーズ状なのでこぼしてしまうリスクが少ないのも◎。

KAZUNOSUKE CHOICE

秒でわかる!

安全性重視の消臭&除菌に

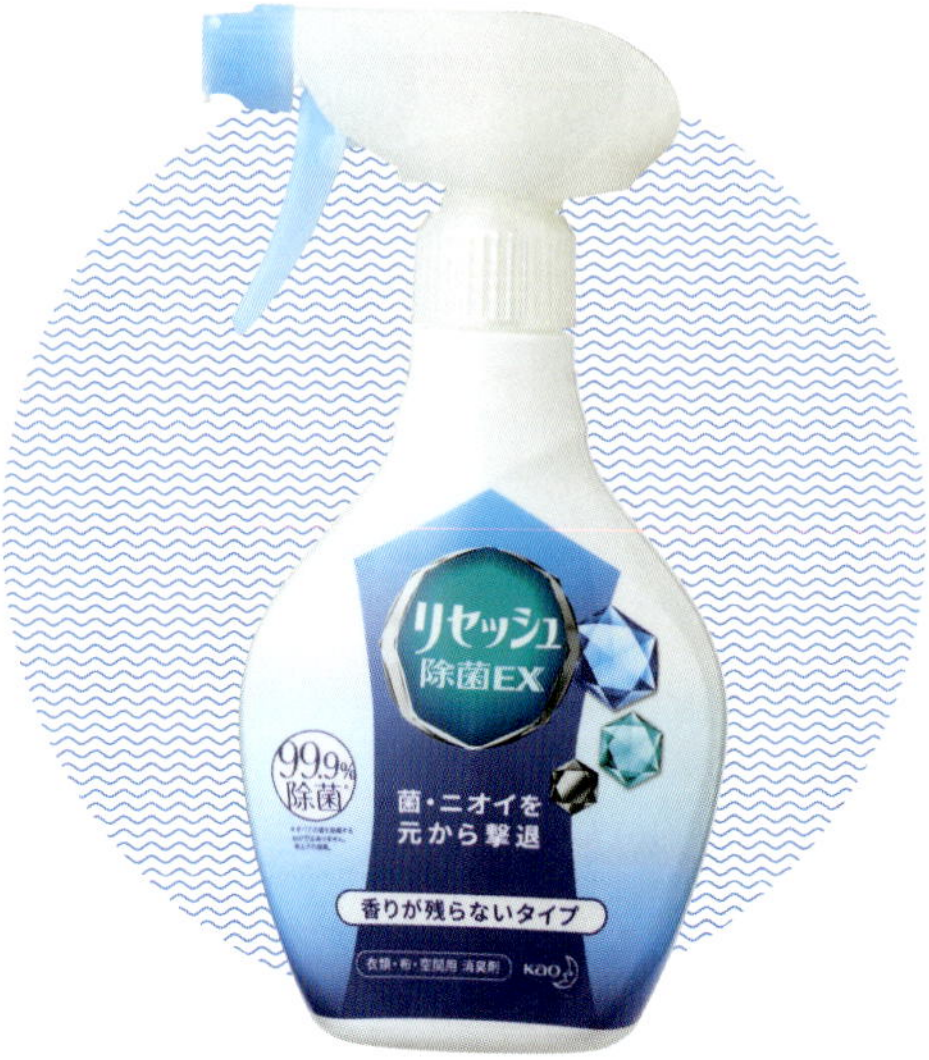

ITEM

花王

リセッシュ

除菌EX 香りが残らないタイプ

かずのすけ注目POINT

家庭用品質表示法対象外であり、成分を詳細に書く必要のない衣類・布製品用消臭剤において、しっかり成分を表示しているところが好印象。「陽イオン界面活性剤」を使用した消臭スプレーに比べると除菌効果は低くなりますが、生活臭は「両性イオン界面活性剤」で十分除去できます。

COMPONENT

成分解析

両性イオンと緑茶エキスで優しく消臭＆除菌！

成分

- ☑ 両性界面活性剤、☑ 緑茶エキス、☑ 除菌剤、☑ 香料、☑ エタノール

液性：中性

ITEM 04

肌に直接触れるものだから消臭効果より安全性重視

主成分の「両性イオン界面活性剤」は低毒性＆低刺激でベビーソープなどとして利用されている。消臭スプレーは肌に直接触れる洋服やファブリックに吹きかけるため、刺激の少ない成分を選んでいる点が◎。

また、除菌成分としては「緑茶エキス」を使っているのも好感度高め。これだけで表示通り99．9％除菌するのは難しいが、強力な除菌剤のみに頼らず緑茶エキスの除菌作用を利用しているのは、ペットや小さいお子さんの舐め取りなどを考慮すると比較的安心。

KAZUNOSUKE CHOICE

秒でわかる!

低リスクのW除菌成分

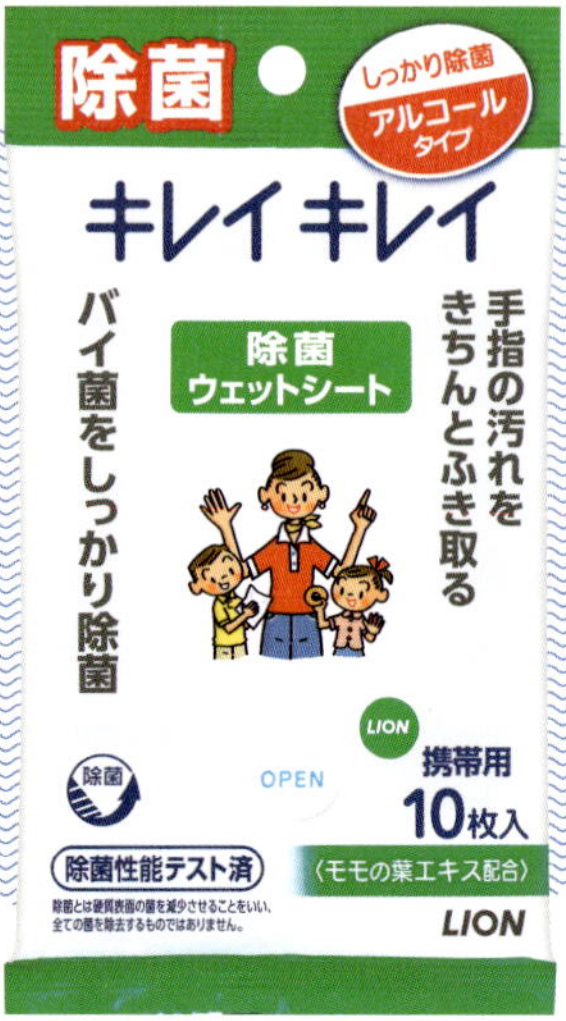

ITEM

LION

キレイキレイ

除菌ウエットシート アルコールタイプ

かずのすけ注目POINT

様々な殺菌成分を配合しているものもある中、シンプルな数少ない成分であることがポイント。ただし、アルコールやパラベンのアレルギーがある人は、ノンアルコールタイプを選んでください。

COMPONENT

成分解析

実はパラベン＆エタノールは安全性が高い成分のひとつ。

成分

☑ 水、☑ エタノール、☑ BG、☑ メチルパラベン 、☑ エチルパラベン、☑ モモ葉エキス、☑ EDTA-2Na

ITEM 05

除菌剤・防腐剤はシンプルに十分な除菌効果を得られる

こちらは、除菌剤・防腐剤としては「エタノール」と「パラベン」の2種類だけというシンプルな配合。エタノールは、肌を拭く場合で考えると肌への刺激が懸念されるが、拭き取り後に揮発するので、低リスク。

パラベンは良くないという声が多いけれど、実は防腐剤の中では、安全性の高い成分のひとつ。ただしアルコールが苦手な場合はノンアルコールタイプを使うこと。

おしり拭き

KAZUNOSUKE CHOICE

秒でわかる!

赤ちゃんの肌に優しい

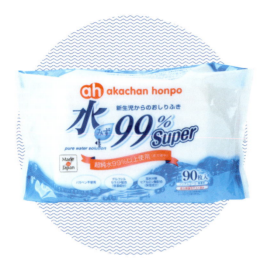

ITEM

アカチャンホンポ

水99%Super

新生児からのおしりふき

かずのすけ注目POINT

赤ちゃんの肌に使うものなのに刺激の強い防腐剤などが使用されている商品がある中、低刺激な成分主体で作られているのが一番のお勧め理由。さらに保湿成分が複数配合されているのも高ポイント。

※パッケージが異なる場合があります。

COMPONENT

成分解析

保湿成分を複数配合！ 赤ちゃんの肌を考えた成分

成分

☑ 水、☑ 加水分解ヒアルロン酸、☑ ヒアルロン酸Na、☑ グルコシルセラミド、☑ α-グルカン、☑ グリセリン、☑ PCA-Na、☑ PEG-60水添ヒマシ油、☑ 安息香酸、☑ 安息香酸Na、☑ セチルピリジニウムクロリド

ITEM 06

コスパと優しさのバランスは◎ ママ・パパ・赤ちゃんもニッコリ

こちらは、「加水分解ヒアルロン酸」や「グルコシルセラミド」などの保湿成分をいくつか配合しているのがポイント。水「99%」なので、残り1%に保湿成分と防腐剤などが配合されている。防腐成分は「安息香酸、安息香酸Na、セチルピリジニウムクロリド」の3種類。防腐成分は、それぞれ得意な菌類が異なっているので、複数を組み合わせることで、配合濃度を抑えて防腐力を上げることが可能。特に安息香酸Naは、上限濃度も高く設定された安全性の高い成分。

牛乳にも界面活性剤が!?

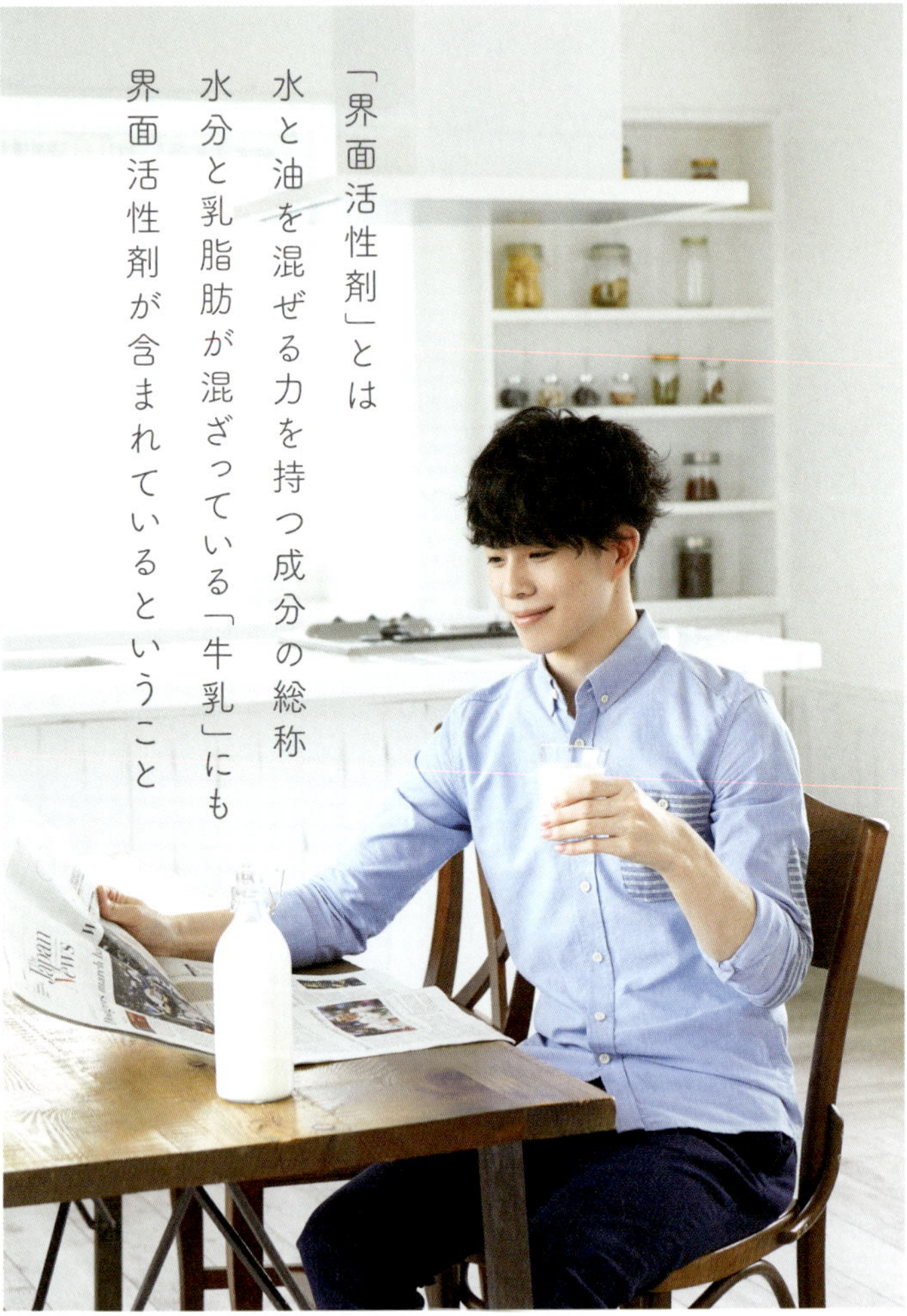
「界面活性剤」とは
水と油を混ぜる力を持つ成分の総称
水分と乳脂肪が混ざっている「牛乳」にも
界面活性剤が含まれているということ

界面活性剤として合成された化合物だけが界面活性剤の働きをするわけではありません。牛乳の乳脂肪と水分を混ぜているのは「カゼイン」というタンパク質の一種で、タンパク質は複雑な構造をしているので油分と水分に馴染むものがあります。このように自然界には様々な界面活性剤があり、一般に思われているほど特別な成分ではないのです。

PART.2

洗濯の化学

「本当にキレイになる洗濯洗剤の見分け方」

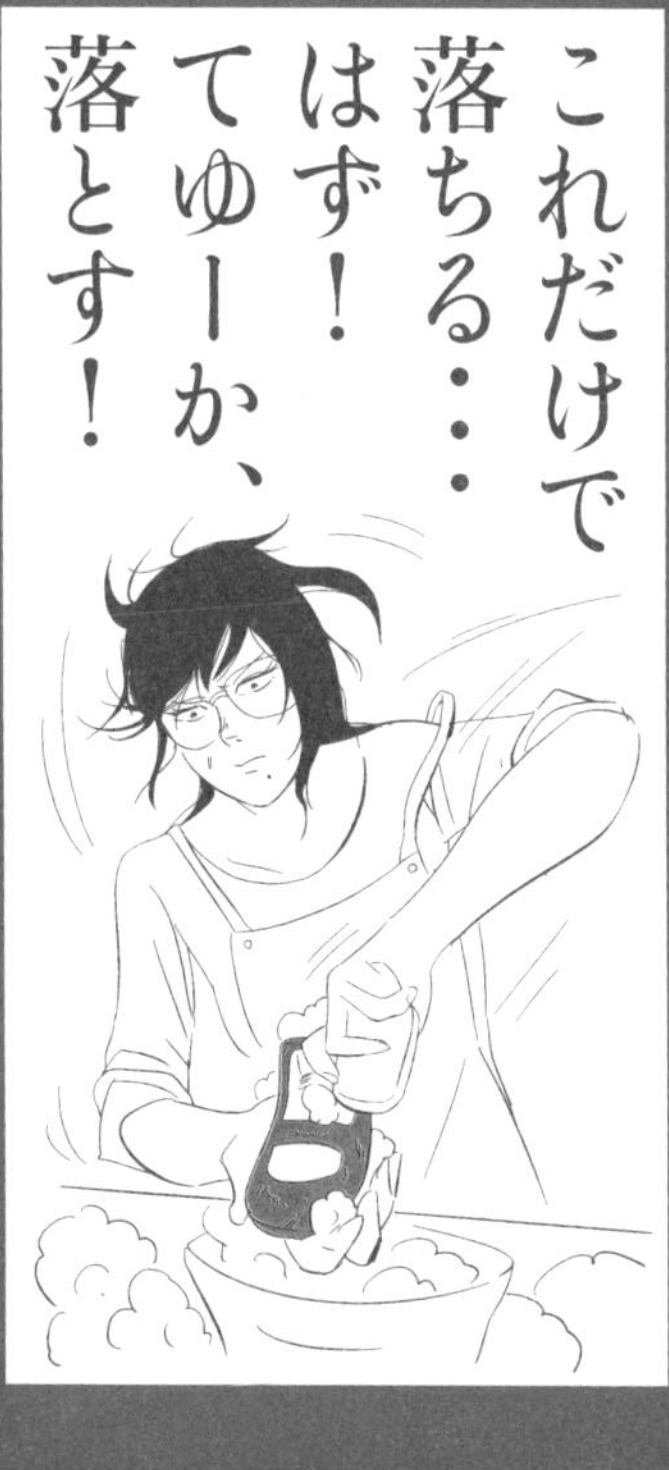
これだけで
落ちる・・・
はず！
てゆーか、
落とす！

洗濯の化学のなんで

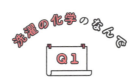

Q1

「部屋干し用」って何が違うの？

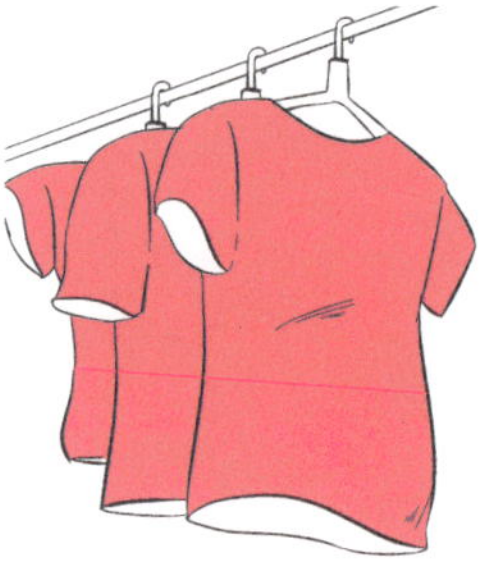

どうか！

生乾きの臭いがしませんよーに

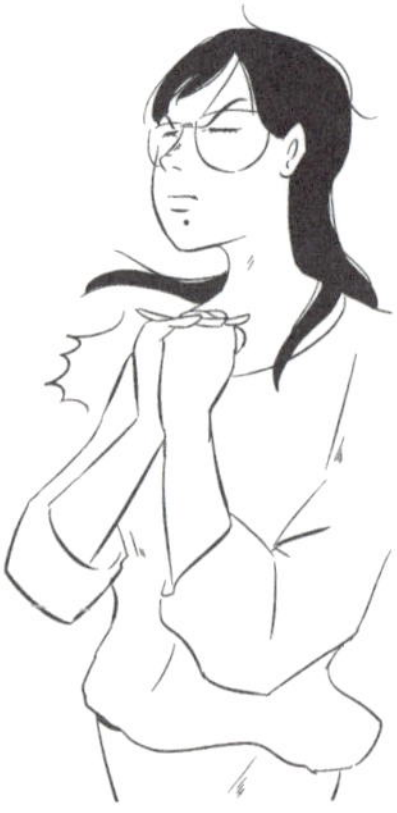

A1

- ☑ 菌の繁殖を抑える酵素が生乾きの臭いを撃退する
- ☑ 酵素にはデメリットもあり敏感肌には注意！

正解

秒でわかる！

「酵素」の力で生乾きでも臭わない！

でも**肌荒れ原因**にも

STUDY

汚れも雑菌も分解する「酵素」の働き

部屋干し用と普通の洗濯洗剤の一番の違いは、生乾きの臭いの原因となる菌類の繁殖を抑える工夫がされているかどうかです。菌類の繁殖を抑えるというとPART.1でも出てきた「抗菌剤」が使われていそうですが、洗濯洗剤の場合は少し意外な成分が。実は洗濯洗剤で生乾きの臭いを撃退してくれている成分は**「酵素」**。洗濯洗剤に入っている酵素は主に**「タンパク質分解酵素」**と呼ばれるもので、名前の通りタンパク質を分解する働きがあります。本来は衣類に付着した襟垢や角質汚れ、血液汚れなどの「タンパク質汚れ」を洗浄する働きをする成分ですが、雑菌もタンパク質で構成されているため同時に分解してくれます。**ミクロな雑菌にとってはタンパク質分解酵素が殺菌剤として働く**のです。

ちなみに洗剤に用いられている酵素の効果が最も高まるのは**およそ50℃程度のお湯**と言われています。普通の水でも十分効果は期待できますが、より**汚れを落として臭いを防止したい場合はお湯洗いがお勧め**です。

STUDY

酵素が残留すると肌荒れの原因にも…

酵素入りの洗剤は汚れや臭いがよく落ちますが、デメリットもあります。それは、**酵素は皮膚刺激になりやすく、衣類に残留しやすい成分**であること。

タンパク質分解酵素はタンパク質汚れや雑菌を分解できる、という話を前ページでもしましたが、タンパク質でできているのはなにも汚れや雑菌だけではなく、**人の皮膚などの組織も同じくタンパク質**です。そのため皮膚に付着すると**皮膚にも悪影響になる**場合があります。また、酵素は**分子量が大きく繊維などにも付着しやすい**ため、水で流しても100% 落ちるとは言い切れず、**衣類に残留してしまう場合が多い**のです。肌への影響を危惧する場合はより入念にすすぎをした方が良いでしょう。

酵素洗剤は洗浄力の向上や臭いの防止作用などで良い面も多くありますが、**アトピーや、肌が荒れやすい敏感肌の人にはあまりお勧めできません。赤ちゃんなど小さいお子さんの衣類を洗うのにもあまり適しません。**肌に優しく臭いを防止したい場合は、やはり天日干しや乾燥機が一番です。

主な酵素の働きと種類

酵素とは「特定の物質を分解する作用を持つタンパク質」です。
合成する酵素もありますが、基本的には分解作用が一般的。
以下は主な酵素の種類です。

酵素作用メカニズム

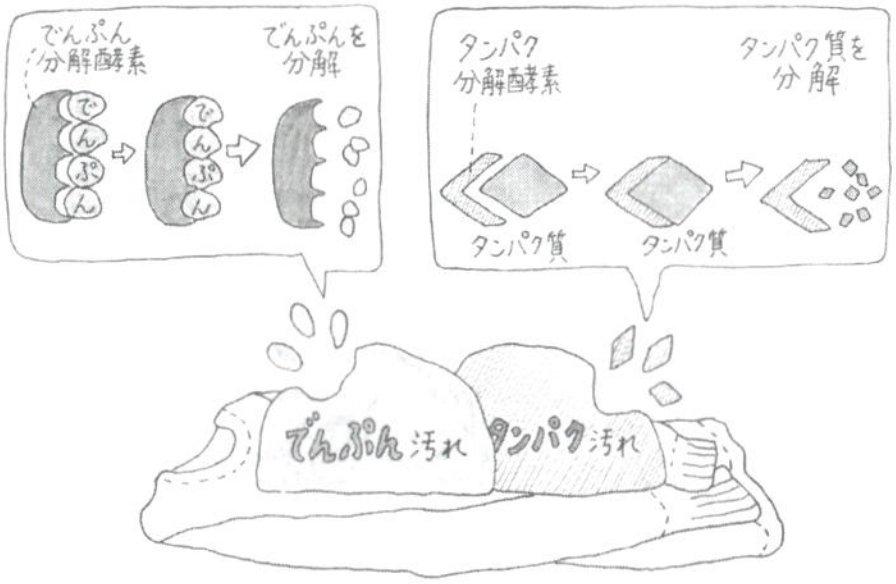

主な酵素	分解できるもの
アミラーゼ	→ デンプン（ご飯）
マルターゼ	→ マルトース（麦芽糖）
インベルターゼ（スクラーゼ）	→ スクロース（砂糖）
リパーゼ	→ 油脂（脂質）
ペプシン、トリプシン	→ タンパク質
ペプチダーゼ（プロテアーゼ）	→ タンパク質

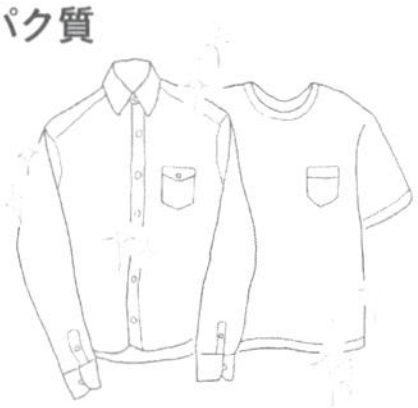

POINT

酵素入り洗剤には、主にタンパク質分解酵素が入っているので、タンパク質が主成分の血液汚れ、襟垢汚れなどを落とすことができます。膠《にかわ》を含む「墨汁」も、実はタンパク質なので墨汁汚れにも有効。ただし人の皮膚もタンパク質なので、肌が弱い人は注意。

洗濯の化学のなんで

Q2

話題の「ジェル型洗剤」って良いの？

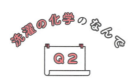

ぽいっと放るだけお手軽でしょ

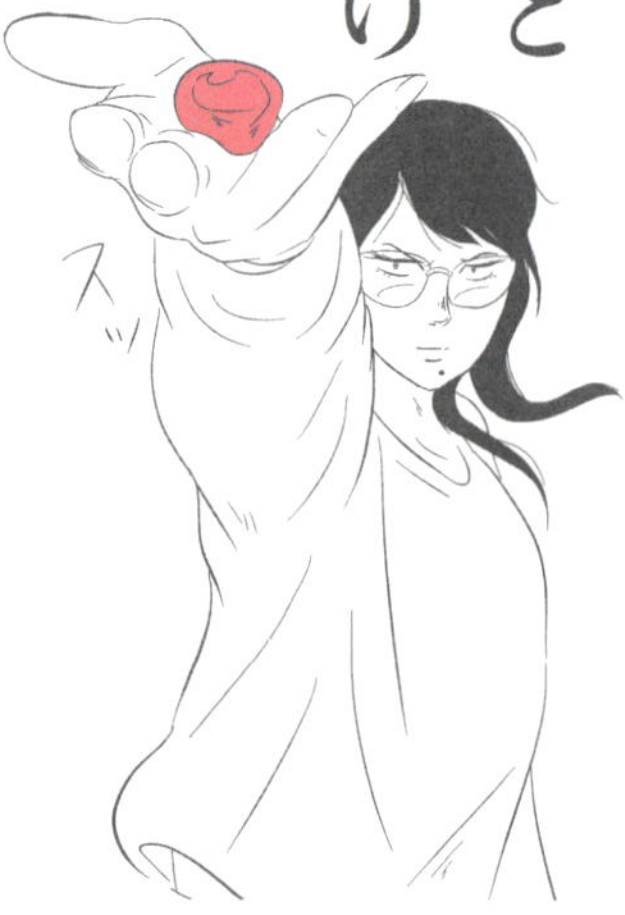

A2

- 中身は普通の洗剤と同じただジェル状に固めただけ
- ゼリーのような見た目で誤飲事故も多発!?

正解

秒でわかる！

気軽に使えるのは魅力だが実はデメリットだらけ！

STUDY

洗剤をただ固めただけ！「ゲル化剤」には不安も

これまでの洗濯洗剤といえば、液体か粉末の２種類が主流でしたが、第３の洗剤として登場したのが「ジェル型洗剤」です。ジェル型洗剤の特徴は、なんといってもそのカタチ。**洗剤が固形になっている**という斬新な見た目から、洗濯の新しい可能性を感じさせてくれる気がしなくもありません。

しかし、その正体は高濃度の界面活性剤を特別なゲル化剤を用いてジェル状に固めただけのもの。主成分は現在では「直鎖アルキルベンゼンスルホン酸Na」という陰イオン界面活性剤が主体で、特に目新しいものではありません。残留性や刺激の強さから、日本では別成分に代替が進んでいるものです。

メーカー側が謳うメリットとしては、１回の使用分が１つのパックに封入されているため、洗剤の量を計る必要がない、手が汚れないといった手間のかからなさが挙げられます。しかしあえてジェル型洗剤を使用するほどのメリットは見つかりません。むしろ、**洗剤は洗濯物の量や水に合わせて調整できた方が、成分の溶け残りや肌刺激を防げて良い**と考えます。

STUDY

子どもの誤飲の心配と大量の香料がデメリット

「ジェル型洗剤をわざわざ使用するほどのメリットはない」とお話ししましたが、個人的にはむしろ使ってほしくないと思っています。

その理由の１つに、**子どもの誤飲の可能性**が挙げられます。**ゼリーのような見た目**が災いして海外では子どもの誤飲事件が起きていて、アメリカでは**6000件近くの誤飲事故があるうち、20人が死亡している**というデータもあります。本来、洗剤の誤飲で死亡に至るケースは非常に稀なこと。しかし、ジェル型洗剤は少量で汚れをよく落とすために、かなり高い濃度で界面活性剤が配合されていますし、様々な添加物も原因になっていると思われます。

また、**ジェル型洗剤は香料の残留性が高い**という問題もあります。香料の問題については別のページで詳しく解説しますが、昨今では強すぎる香料がしばしば社会問題になることが増えています。中には体調を崩す人もいる中で、ジェル型洗剤はゲル化剤の特性上、香料の残留量が増える可能性が高いのです。実際に「香料がきつい」という声も……。

家庭用洗剤に配合される主な界面活性剤一覧

主に食器用洗剤や洗濯用洗剤に配合されている界面活性剤を一覧にまとめました。各成分の名前や特性を把握するとより良い製品を選ぶことができます。

家庭用洗剤に用いられる主な界面活性剤一覧

種類	名称	説明
陰イオン系	高級脂肪酸塩（石けん）	一般的な「石鹸」のこと。弱アルカリ性で皮脂汚れやタンパク汚れに強い。石鹸カスが残りやすい。
	αスルホ脂肪酸メチルエステル	石鹸と類似構造を持つ低刺激型合成洗剤。
	直鎖アルキルベンゼンスルホン酸ナトリウム	洗浄力の非常に高い洗浄成分。この成分の濃度が高いと皮膚刺激が強くなる。
	アルキル硫酸エステルナトリウム	化粧品でいう「ラウリル硫酸Na」のこと。洗浄力と皮膚刺激が強い。
	アルキルエーテル硫酸エステルナトリウム	化粧品でいう「ラウレス硫酸Na」のこと。現在の衣類用洗剤や食器用洗剤の主流成分。シャンプーにも用いられている。
	ポリオキシアルキレンアルキルエーテル硫酸エステルナトリウム	
	ジアルキルスルホコハク酸ナトリウム	低刺激の洗浄成分。
	α オレフィンスルホン酸ナトリウム	ラウレス硫酸Naと同等の洗浄力を持つ成分。シャンプーなどにも利用される。
非イオン系	ポリオキシエチレンアルキルエーテル	現在のおしゃれ着洗剤の主要成分。低刺激で、静電気を帯びないため洗い上がりにごわつかない。
	ポリオキシアルキレンアルキルエーテル	
	ポリオキシエチレンアルキルアミン	おしゃれ着洗剤やベビー用衣類洗剤などに配合されている質感調整剤。微妙な陽イオン性を帯びている。
	アルキルグリコシド	食器用洗剤の補助洗剤として利用。低刺激だが油分の洗浄力が高い。
	アルキルグリセリルエーテル	食器用洗剤の補助洗剤として利用。
両性イオン系	アルキルアミンオキシド	非常に低刺激の洗浄成分。洗浄力はとても弱い。食器洗剤の補助成分などとして配合。陰イオン界面活性剤の刺激性をある程度緩和できる。
	アルキルベタイン	
	アルキルヒドロキシスルホベタイン	

洗濯の化学のなんで

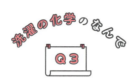

Q3

すすぎ1回って信用してもOK?

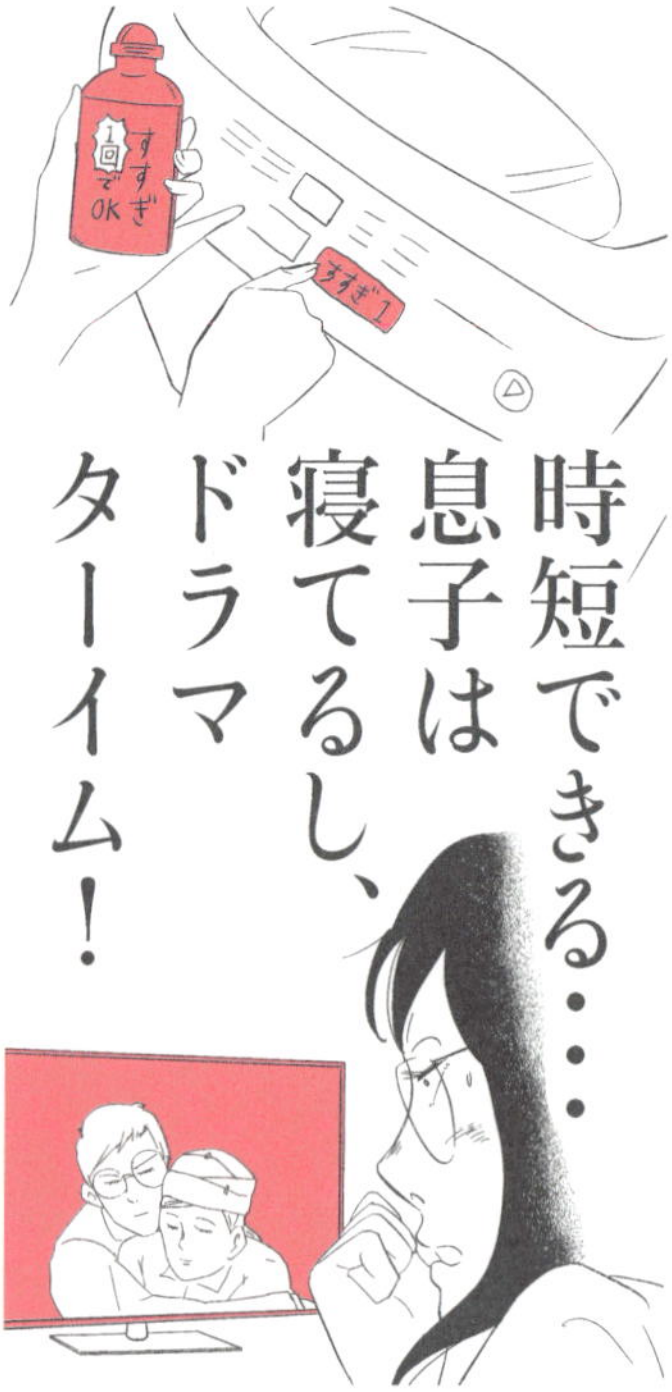

1回でOK
すすぎ
すすぎ1
時短できる・・・
息子は寝てるし、
ドラマターイム!

A3

- ☑ 液体系ならすすぎ1回でもOKかも?
- ☑ 石鹸や粉末洗剤はしっかりとすすぐべし!

正解

秒でわかる!

全て信用はできないけど
1回で大丈夫なものも

すすぎ1回
STUDY

液体・粉末・ジェル型 それぞれの残留性を確認

洗濯洗剤のパッケージでよく見かける「すすぎ1回でOK」という文字。この真偽を見極めるポイントは洗剤のテクスチャーと、使用されている界面活性剤にあります。**具体的には、液体系は溶け残りしづらく、粉末洗剤やジェル型は衣類残留しやすい**と考えることができます。**最もすすぎが必要な種類は、「純石鹸」や「脂肪酸ナトリウム」を使用している「石鹸系」の洗濯洗剤**です。石鹸が主成分の洗濯洗剤は弱アルカリ性のため洗浄力が高く、油やタンパク質汚れに強いのですが、**石鹸カスが残留しやすい**というデメリットがあります。これは水道水中の金属イオンと石鹸成分が合体して生じる**「金属石鹸」**という白色の粉末状成分。**残留すると肌荒れの原因になることもある**ので注意が必要です。

また、Q1でもお伝えした通り、**液体洗剤でも酵素が入っている洗剤は、「すすぎ1回でOK」と表示があっても安心はできません。**おしゃれ着用洗剤の非イオン系洗剤なら、残留して肌に負担になる添加剤が入っていないので、敏感肌の人もすすぎ1回で安心して使用できます。

すすぎ1回

STUDY

界面活性剤よりも「添加剤」に注意

洗剤の残留性を考慮する際に重要になるのは先述した通り、テクスチャーです。

界面活性剤の種類も重要ではあるものの「洗剤」として配合されているものは基本的に水に流れやすく、衣類残留はあまりしないものが多いのです。特にナチュラル嗜好の人は石鹸が一番肌に優しいと思う人が多くいますが、残留性という意味では「ポリオキシエチレンアルキルエーテル硫酸エステルナトリウム（AES）」などの合成洗剤の方が断然残留しにくく、石鹸が一番残りやすい部類になります。

合成洗剤主成分の洗剤の場合、それよりも重要なのは**「添加剤」**です。すでに登場している「酵素」や「柔軟剤」「漂白剤」「蛍光増白剤」などなど、衣類に残留しやすい成分は他にいくつもあります。柔軟剤や蛍光増白剤は残留しないと意味がない成分なので多少の残りは容認できるものの、いずれも肌に触れると刺激になったりする一面があるので要注意！ **すすぎ１回と書いてあっても添加剤の多い洗剤は入念にすすぐべき**です。

様々な汚れに対応

どのような汚れかによって、効果のある洗剤は変わってきます。
漂白剤についてはP91も参考にしてください。

血液汚れ

血液中のタンパク質が酸化して固着したもの。酵素やアルカリに弱い。お湯はタンパク質を固着させるのでNG。

お勧め洗浄成分：
酵素配合洗剤、石鹸など

お勧め漂白剤： 酸素系、還元系

泥汚れ

砂などの粒子汚れに油性成分が付着している場合も。

お勧め洗浄成分：
石鹸、陰イオン界面活性剤

メイク汚れ

酸化鉄などの粒子汚れとシリコーンや炭化水素油などの油性成分が主成分。

お勧め洗浄成分：
非イオン界面活性剤（おしゃれ着用洗剤）

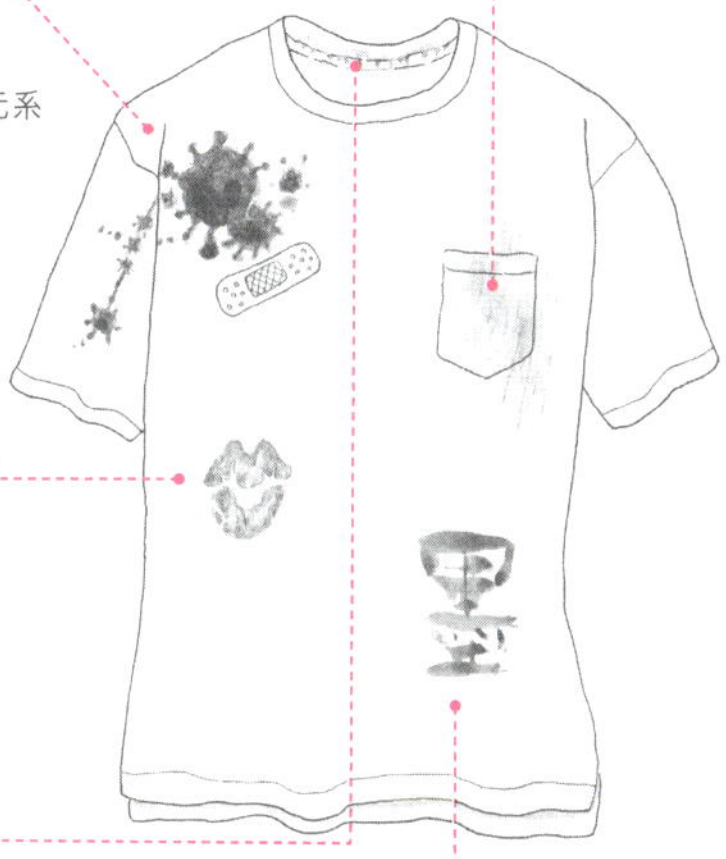

襟垢汚れ

角質などのタンパク質と油脂汚れが酸化して固着したもの。酵素やアルカリに弱い。塩素系で漂白すると黄ばみの原因に。

お勧め洗浄成分：
酵素配合洗剤、石鹸など

お勧め漂白剤： 酸素系

墨汁汚れ

墨の粒子汚れに膠《にかわ》というタンパク質が結合。酵素やアルカリで膠を処理すると落ちやすい。

お勧め洗浄成分：
酵素配合洗剤、石鹸など

POINT

汚れがどのような成分で構成されているのかを考えれば、おのずと必要な洗剤がわかるようになります。汚れに合った洗剤を正しく利用すれば衣類にもお肌にも低刺激な洗濯ができるようになります。

洗濯の化学のなんで

Q4

石鹸やサンゴの粉…ナチュラル系洗剤って効果ある？

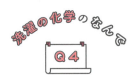

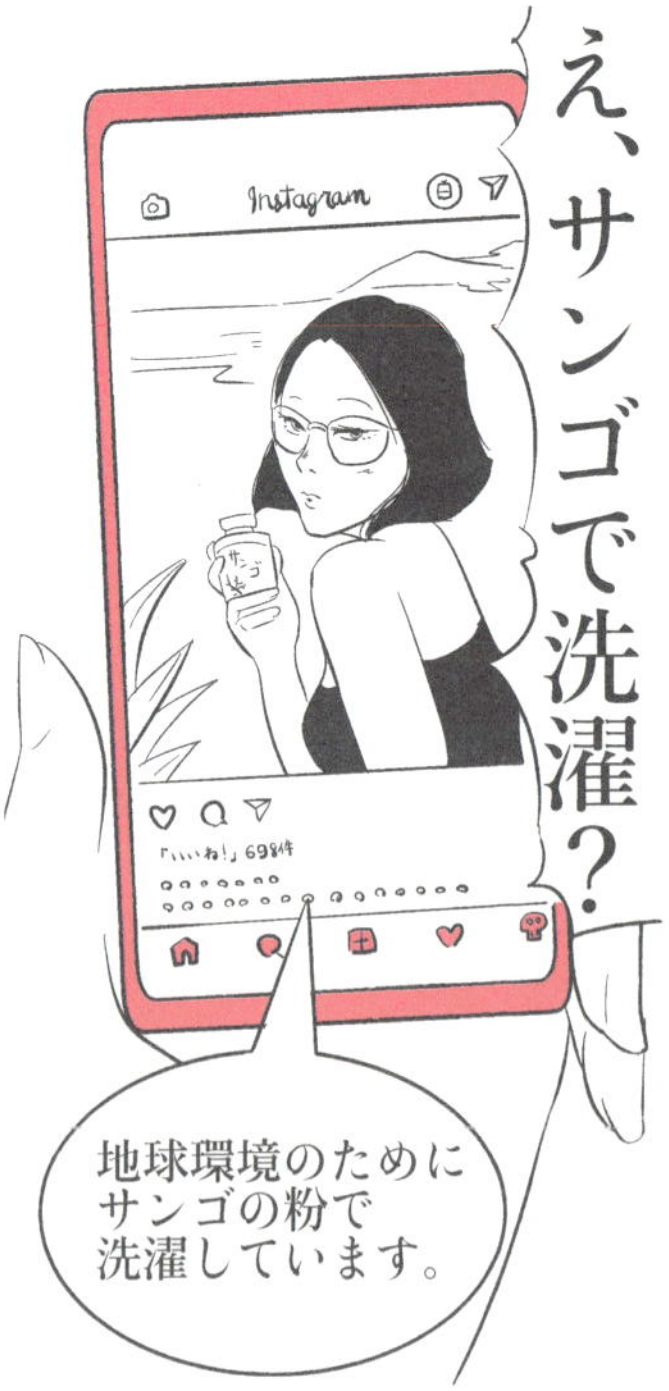
え、サンゴで洗濯？
Instagram
「いいね！」698件
地球環境のために
サンゴの粉で
洗濯しています。

A4

- ☑ラベルに騙されるな！
石鹸は立派な界面活性剤
- ☑実は、洗剤がなくても
洗濯機の力だけで十分洗える

秒でわかる！

正解

ナチュラル系洗剤を使う
メリットはあまりないかも……

STUDY

石鹸系洗剤は人気だけど 人にも地球にも優しくはない

石鹸系の洗剤は洗濯にも環境にも優しそうなイメージからか、非常に人気があります。**しかし、一般的に売られている合成洗剤類と比較して、石鹸系洗剤にそれほど大きなメリットがあると言えない**のが本当のところ。確かに、油汚れやタンパク質汚れに効果的で、洗浄力もありますが、硬水では使えず石鹸カスが残留しやすく、ウールやシルクなどアルカリ性に弱い繊維は洗えません。

また、世間的な界面活性剤への不信感を逆手にとってか「石鹸は界面活性剤ではありません」といった謳い文句で販売している石鹸系洗剤もありますが、**石鹸は立派な界面活性剤の１つ。**多くの合成洗剤と同じく陰イオン界面活性剤の一種で、油脂と苛性ソーダ（水酸化Na）を反応させて合成する化学物質です。雑菌などの微生物の分解性（生分解性）が高いのは良い点ですが、**通常の合成洗剤に比べて一度の洗濯に必要な使用量が圧倒的に多く、その分排出量や生産量が増えれば湖沼への負荷も原料の消費量も増える**ため、決して地球に優しいとも言えないのです。

STUDY

ナチュラル系洗剤は 入れても入れなくても同じ!?

最近では「サンゴの粉」や「金属の粒」などを利用した**ナチュラル系洗剤**が一部で流行っています。細かい成分の話をすれば、「サンゴの粉」の主成分は「炭酸カルシウム」という微アルカリ性の成分。「金属の粉」は「マグネシウム」の粒を使っているものがあり、マグネシウムは水と反応すると「水酸化マグネシウム」というアルカリ成分を生成します。ナチュラル系洗剤の成分を見ても同じく「**アルカリ**」を生成するものがだいたい利用されていて、**皮脂やタンパク質はアルカリ性で洗浄しやすいという特性を利用したもの**と考えることができます。

しかし実はこれらのナチュラル系洗剤、**大半が洗剤としての機能は非常に弱い**もの……。炭酸カルシウムであれば通常の水への溶解性はとても小さいですし、金属マグネシウムは空気中の酸素などと反応して酸化マグネシウムなどの被膜を作っている場合がほとんどで、これも水にとても溶けにくいのです。結局ナチュラル系洗剤で衣類が洗えているのは、ほとんどが**「洗濯機の性能」に依存しているのが実際で、水だけで洗ってもあまり変わらない**という意見も……。

ナチュラル系洗剤ってちゃんと洗えるの？

最近人気のナチュラル系洗剤。
どのような成分があるのか、確認しておきましょう。

● マグネシウム（金属マグネシウム）

理論上ではマグネシウムが水に溶けた際に生成される水酸化Mgのアルカリ性によりアルカリ洗浄が可能。上手く水に溶けない場合は洗浄力はさほど高くない。複数入れて無理にpHを上げると衣類ダメージが上がるので注意。

● 重曹（炭酸水素ナトリウム）

水に溶けにくい微アルカリ性の粉末。pH=8程度なので洗浄力は非常に弱い。研磨剤になる。粉末が残留すると皮膚刺激も。P154参照。

● セスキ炭酸ソーダ（炭酸水素ナトリウム・炭酸ナトリウム）

重曹と炭酸ソーダの混合物。アルカリは10近いので油脂汚れ程度なら比較的落とせる。粉末残りに注意。P154参照。

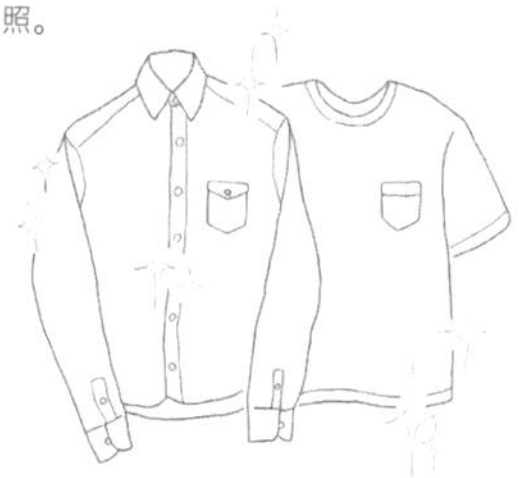

● アルカリ電解水（水酸化Na）

食塩水を電気分解して得られる溶液で、強アルカリ性の水酸化Na水溶液。pHは9～10程度のものから12～13程度の強力なものもある。市販のものは濃度が不明なので注意が必要。「水酸化カリウム」を主成分とするものも。

● サンゴの粉（炭酸カルシウム）

水に溶けにくい弱アルカリ性の白色粉末。中性の水にはほとんど溶けないので、洗濯用途で上手く効果を発揮するとは考えにくい。市販の「クレンザー」の主成分で、研磨剤として用いられている。重曹と似ている。

● ホタテ貝殻焼成カルシウム（酸化カルシウム）

ホタテ貝殻を高温焼成して生成する粉末。水に溶かすと水酸化カルシウムとなり、水溶液は強アルカリのpH=12.5程度を示す。素手での使用には注意が必要。粉末を吸入すると肺炎などのリスクがあり非常に危険。

POINT

ナチュラル系洗剤は環境負荷に関しては少ないものの、洗浄機能はあまり高くありません。また中には皮膚刺激や繊維ダメージの大きいものがあります。効果の小さいものは洗濯機の機能だけでも十分洗える場合も。

洗濯の化学のなんで

Q5

高級な洗剤は効果も高い？

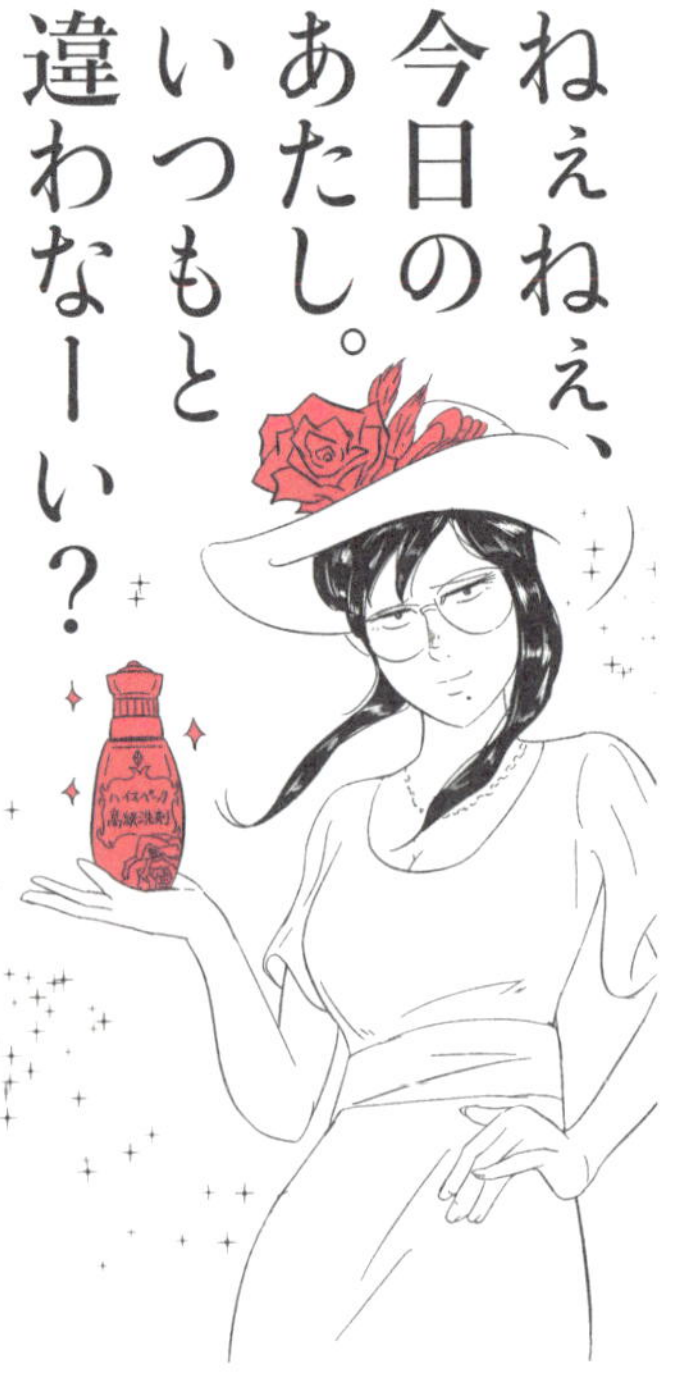
ねぇねぇ、今日のあたし。いつもと違わなーい？
ハイスペック
高級洗剤

A5

- ☑ 洗浄力が高ければ衣類にはダメージ大
- ☑ 値段と効果は比例しない成分をよく見て買おう

正解

秒でわかる！

値段の高さと洗剤の質は必ずしもイコールではない！

STUDY

デリケートな衣類を洗うなら 陰イオン系・石鹸系はNG

洗濯用洗剤は主に3つの種類があります（P85参照）。①泡立ちが良く、様々な汚れに対して幅広く洗浄力を発揮できる「陰イオン（合成洗剤）系」、②「石鹸系」、③「非イオン系」または「両性イオン系」。

これらは主成分に配合されている界面活性剤の種類によって分けています。このうち**デリケートな衣類の洗濯に向いているのは③のみ**で、その他の**「陰イオン系」や「石鹸系」の成分になっている場合はウールやシルクなどのデリケートな衣類は洗えません。**

「陰イオン系」も「石鹸系」も、洗浄力は非常に高いのですが、洗浄時に静電気が発生してしまい、繊維の風合いを低下させ、徐々に繊維にダメージを与えてしまいます。**石鹸はさらにアルカリ性なので、シルクやウールなどのタンパク質繊維には不向き**です。市販されている通常の洗濯用洗剤はほぼ全てのアイテムが「陰イオン系」か「石鹸系」なので、デリケートな衣類はクリーニング専門店で洗うか、非イオン系などの洗剤で洗濯しなくてはなりません。

STUDY

たとえ高級な洗剤でも 石鹸系や陰イオン系が主流

最近、デリケートな衣類を洗うための高級な洗濯洗剤を見かけます。1本4000円ほどもするものもあり、さぞ衣類ダメージが少ない成分でできているのだろうと見てみると……**なんと成分は市販の衣類用洗剤にも用いられているものと同じ**（ポリオキシエチレンアルキルエーテル硫酸エステルナトリウム：ラウレス硫酸Naが用いられていました）。これは、洗濯用洗剤や安価な食器用洗剤などでも汎用されている成分で、**何千円もするような要素は全くありません。**市販の洗剤と比較してもそう優れた要素はありませんし、何ならもっと安く購入できる非イオン系洗剤（P107参照）がたくさんあるので、購入のメリットはほとんどないと言えそうです。

このように**価格が高いからといって成分も優れたものになっているとは一概には言えず、洗濯洗剤もきちんと成分から判断して商品を選ぶことが大事**です。

また「植物由来」「天然由来」などとあっても、現在の主要な界面活性剤はほぼ植物由来で作られているので、特に優れた要素ではありません。

洗濯洗剤の3分類

洗濯洗剤は、大きく次の3つに分けられます。
それぞれの長所、短所を確認しておきましょう。

陰イオン（合成洗剤）系洗剤

長所

- どんな汚れにも幅広く高い洗浄効果を発揮する
- 少量でも優れた洗浄力がある
- 中性のものを使えばウール、シルクなど動物性繊維も洗える
- 消臭・殺菌効果も少しある

短所

- 洗浄後に衣類がごわつく
- ふんわりするには柔軟剤が必要
- 残留すると皮膚刺激になる成分もある

主な成分

- アルキルエーテル硫酸エステルナトリウム
- 直鎖アルキルベンゼンスルホン酸ナトリウム

石鹸系洗剤

長所

- 洗浄力が高く、特にタンパク質汚れや皮脂汚れに有効
- クエン酸等を利用すれば、なめらかで弾力のある質感に仕上がる

短所

- 石鹸カスが残留しやすい（皮膚刺激等も）
- 微生物の分解性が高く異臭などの原因に
- 硬水で泡立たず、使用量が多い
- 弱アルカリ性のため、動物性繊維は洗えない

主な成分

- 高級脂肪酸塩、純石鹸分など

非イオン系or両性イオン系洗剤

長所

- 動物性繊維も洗えて、繊維をほとんど傷めない
- 油汚れが落とせる
- 洗い上がりの手触りや風合いが良い（柔軟剤不要）
- 残留しても皮膚刺激はゼロ

短所

- タンパク質汚れや粒子汚れには洗浄効果が低い
- 消臭や殺菌作用がない（臭いが出やすい）

主な成分

- ポリオキシエチレンアルキルエーテル（非イオン）
- アルキルベタイン（両性イオン）

POINT

洗濯洗剤は大きく分けて3種類。それぞれの長所と短所を押さえておきましょう。非イオン系や両性イオン系の洗濯洗剤は繊維を傷めにくく残留刺激も少ない洗剤です。上手く活用すると良いでしょう。

洗濯の化学のなんで

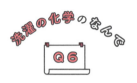

Q6

汚れが落ちると話題の石鹸の実力は？

これだけで
落ちる・・・
はず！
てゆーか、
落とす！

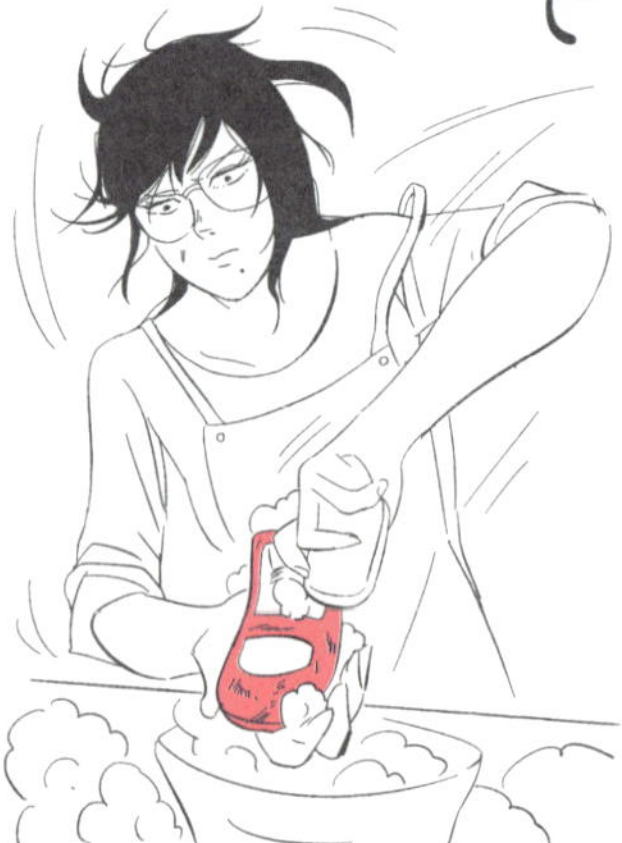

A6

- 見かけ倒し！ 成分や洗浄力は普通の石鹸とほぼ変わらない
- 白くキレイに見えるのは「蛍光増白剤」の効果

正解

秒でわかる！

主婦に人気の石鹸だが実は**普通の石鹸と大差なし！**

SOAP

STUDY

白くキレイに見えるのは「蛍光増白剤」による効果

「どんな頑固な汚れも落ちる!」と主婦の間で話題の某石鹸。頼りになるイメージを持たれていますが、実は**その主成分は「脂肪酸ナトリウム」が98%。これは普通の「石鹸」と同じ成分。**アルカリ性なので衣類は傷みやすく、落ちない汚れもあります。そして、「石鹸系」に分類されるため、シルクやウールなどの動物性繊維も避けた方が◎。

また特徴的な成分として「蛍光増白剤」が挙げられます。蛍光増白剤は吸収した紫外線を蛍光(青白い光)として放出する化学物質。この化学物質を配合することで、光が当たった時に何も入っていない洗剤より白くキレイに見えるのです。実際に「蛍光増白剤」が入った洗剤で洗ったワイシャツは、ブラックライトを当てると、青白く光ります。これは、洗浄力の高さを強調している市販洗剤にもよく配合されていて、酵素などと比較すると刺激は少ない成分ですが、**衣類残留しやすく、化学反応によって光を発している特殊な成分なので、アトピーなどの場合はできれば避けたい成分です。**

SOAP
STUDY

優しさを求めるなら同社のリキッドタイプ

ちなみに同メーカーからは液体タイプの衣類用洗剤も販売されています。一番人気の固形タイプがイマイチだったので、これもイマイチかと思いきや……。これが意外と優秀なアイテム！　液体タイプの主成分は**「アルキルベタイン」という「両性イオン界面活性剤」。**両性イオン界面活性剤は**とても低刺激な洗浄成分で、かつ非イオン系同様に衣類にダメージを与えません。**

しかし、陰イオン系や非イオン系に比べると洗浄力は高くなく、襟垢や頑固なシミを落とすことは少々困難ですが、生活上での汗や簡単な汚れ程度であれば十分キレイになります。

洗剤が残ったとしても皮膚に悪さをしないので、下着や肌着の洗浄に向いています。また、非イオン系などに比べて油汚れを落とす力は弱いので、メイクスポンジやメイクブラシの洗浄には時間がかかりますが、**素材を傷めることがない**ので長持ちします。弱い柔軟効果もあり、柔軟剤の代わりのようにも使えます。飛び抜けた効果はないものの、色々と用途が広いのが特徴です。

蛍光増白剤って安全？

「蛍光増白剤」とは洗濯洗剤に含まれている成分で、
紫外線に当たると青白く発光する化学物質です。
白物衣類をより白く見せる効果を持ちます。

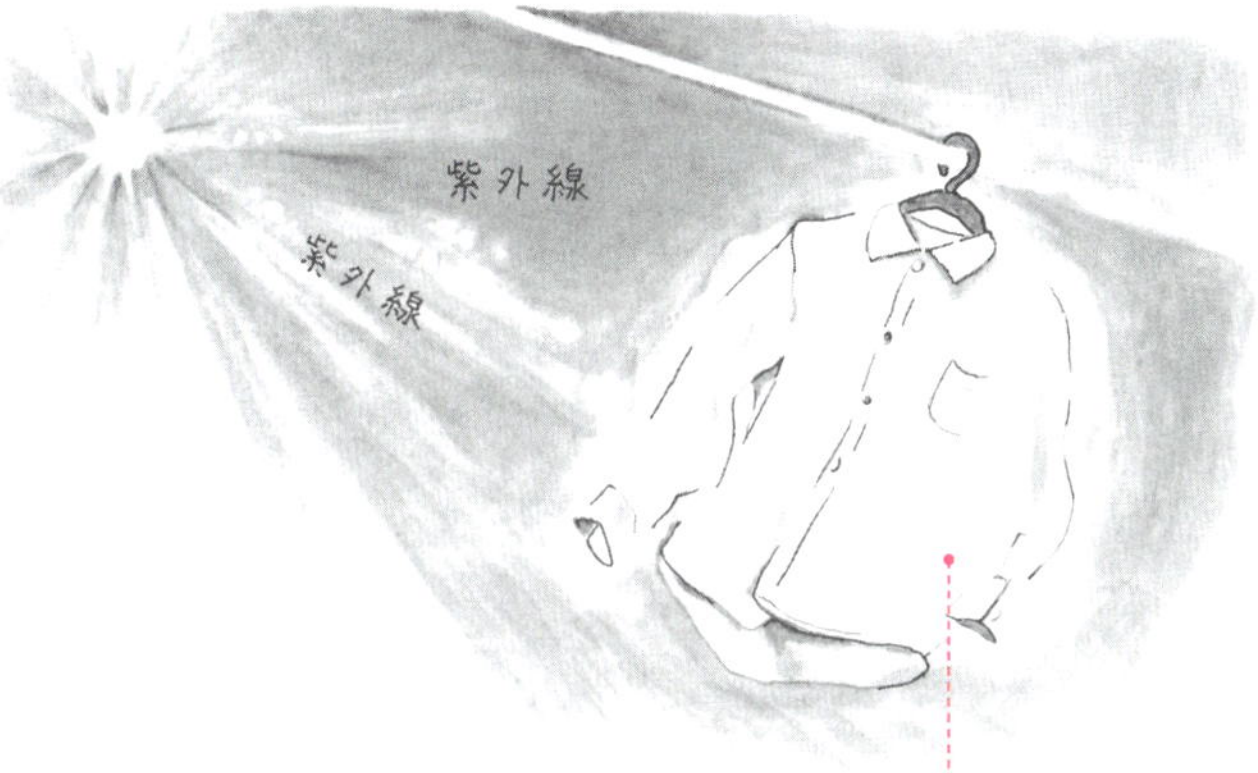

刺激性や毒性などは完全に否定されているため、基本的には問題なく使用できる。ただし10%など高濃度だと皮膚刺激のデータもあるので、敏感肌やアトピーなどの場合は無配合品を探した方が無難。

紫外線に反応して青白い光を放つ。青は黄色の補色で、黄ばみをカバーして白さを際立たせる効果がある。

POINT

蛍光増白剤は何かと危険視されがちですが、実際の毒性は低く安全性の高い成分です。ちなみに日常的には紫外線を含むのは日光くらいしかないので、屋内で着る服に増白剤をつけても全く効果はありません。

洗濯の化学のなんで

Q7

漂白剤って、どれを使っても一緒？

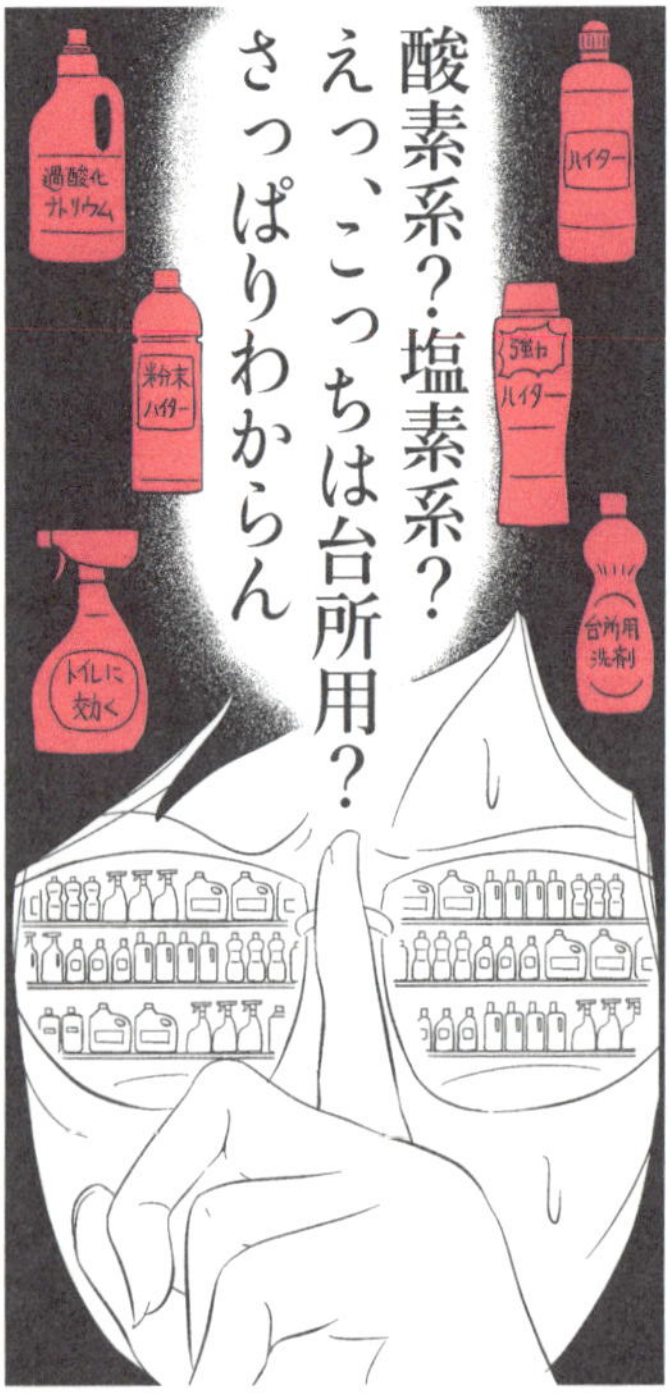

A7

- ☑ 漂白剤は種類によって漂白のメカニズムが違う
- ☑ 洗浄力が強い「塩素系漂白剤」使用には注意が必要

正解

秒でわかる！

お勧めは漂白力がマイルドな酸素系漂白剤

STUDY

酸化漂白剤・還元漂白剤 それぞれのメカニズム

シミや頑固な汚れに便利な漂白剤には、**①「酸化漂白剤」と②「還元漂白剤」の２パターン**があります。

まず**①酸化漂白剤は「次亜塩素酸ナトリウム」や「過酸化水素」「過炭酸ナトリウム」などの「酸化剤」を主成分とした漂白剤**です。酸化剤は、高いエネルギーを持っていて、様々な物質の構造を壊す力があります。つまり**酸化漂白剤は、色素の構造を壊すことで色味を失わせている**のです。次亜塩素酸ナトリウムタイプを「塩素系」と呼び、これが最も強力。次に「酸素系」の過炭酸ナトリウム、過酸化水素と続きます。

一方、**②還元漂白剤は、「二酸化チオ尿素」などの成分が配合され、酸化によってできた汚れを還元させることで漂白します。そのため、還元漂白剤は酸化汚れ専用の漂白剤**です。鉄サビ汚れや衣服の黄変などに効果が期待できますが、黄変しやすいシルクやウールなどのタンパク質繊維は還元に脆いため安易に使えません。また、卵の腐ったような臭いもあり、一般の家庭で使う機会はほとんどありません。

STUDY

普段は液体の酸素系を 塩素系は白物のみに

漂白剤で最もパワフルなのは「塩素系漂白剤」で、主成分は次亜塩素酸ナトリウムという成分です。非常に強力な酸化作用を持っているので**漂白力も非常に強力**ですが、**色物や柄物に使うと汚れもろとも漂白**していまいます。さらに酸化作用が強すぎて、**繊維そのものの構造も壊してしまうため、何度も使用すると衣類が猛烈に傷みます。**手に触れると腐食してしまうくらい強力な薬品ですので、よほどの汚れでなければ滅多に使用しないことをお勧めします。

普段使用の漂白剤のお勧めは「過酸化水素」系の酸素系漂白剤です。このタイプは液体の漂白剤で、漂白力がさほど高くないので色物や柄物などにも広く使えて、繊維へのダメージも大きくありません。**過酸化水素そのものは「ガス」なので、もし衣類に残留しても時間経過で揮発してしまう**のもポイントです。同種の酸素系には粉末状の「過炭酸ナトリウム」を使っているものもありますが、溶け残りやすく、揮発しにくいため、残留すると皮膚への刺激も懸念されます。

4種類の漂白剤、その違いは？

漂白力やどのようなものが洗えるのかなど、
衣類用漂白剤の特質を見ていきましょう。

分類	【酸化漂白剤】			【還元漂白剤】
	塩素系漂白剤	酸素系漂白剤		
成分名	次亜塩素酸ナトリウム	過炭酸ナトリウム（炭酸 Na+ 過酸化水素）	過酸化水素	二酸化チオ尿素 硫化水素
形状	液体	粉末	液体	粉末
液性	アルカリ性	弱アルカリ性	酸性	弱アルカリ性
洗えるもの	水洗いできる白物繊維（木綿・ポリエステル・麻・アクリル等）	水洗いできる白物・色柄繊維（木綿・ポリエステル・麻・アクリル等）	水洗いできる白物・色柄繊維（木綿・ポリエステル・麻・アクリル・毛・絹等）	水洗いできる白物繊維（木綿・ポリエステル・麻・アクリル等）
洗えないもの	・水洗いできないもの ・色柄物やアルカリに脆い繊維全般（毛・絹等） ・金属製のボタンファスナー	・水洗いできないもの ・アルカリに脆い繊維全般（毛・絹等） ・金属製のボタンファスナー	・水洗いできないもの ・金属製のボタンファスナー	・水洗いできないもの ・還元およびアルカリに脆い繊維全般（毛・絹等） ・金属製のボタンファスナー
漂白力	非常に強い	強い	普通〜弱い	酸化黄ばみや鉄サビ汚れにのみ使用可能（効果は微妙）

POINT

酸化・還元漂白剤の特徴や効果を知っておくことで、どれを選んだらいいのか、自分に必要ものがわかるようになります。漂白剤には様々な商品がありますが、成分はほとんど同じなので成分さえ知っておけば色々と応用できます。

洗濯の化学のなんで

Q8

漂白剤って、毎回洗濯に使うと白さを保てる？

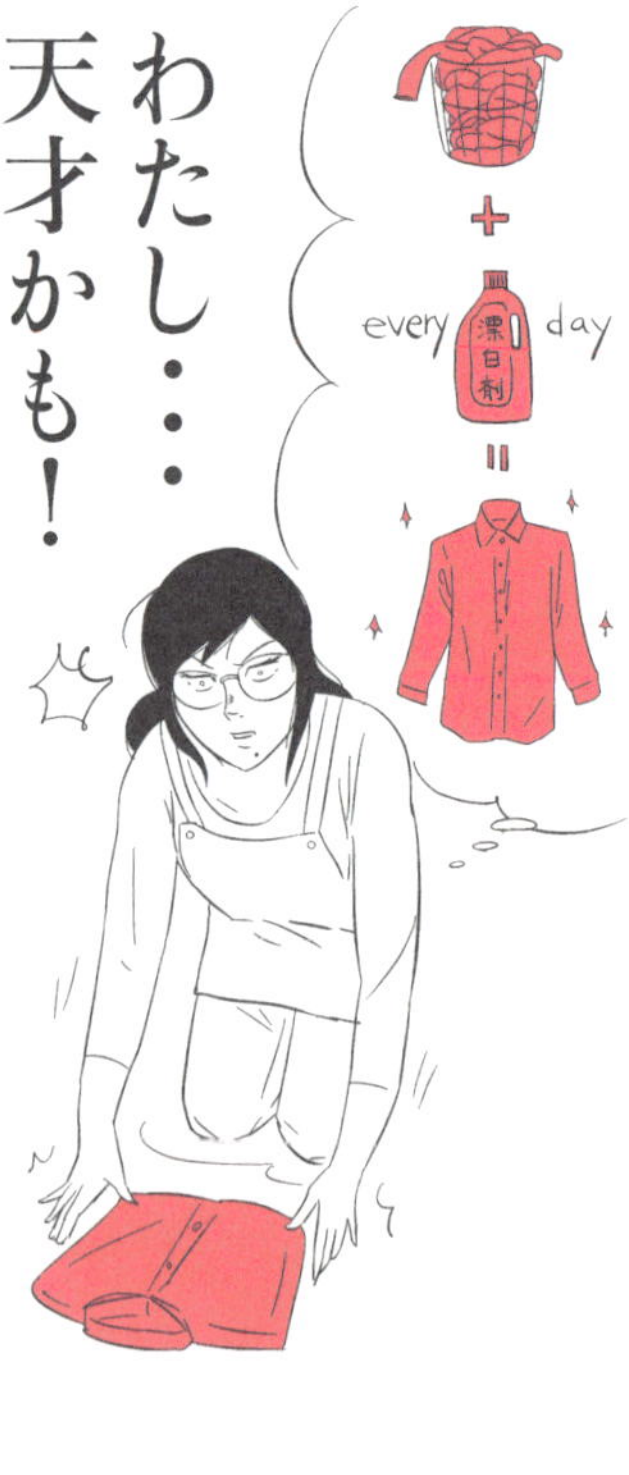

A8

- 漂白剤を毎回使用するのはダメージが大きいのでNG
- 動物性繊維の衣類には漂白剤をなるべく使わない

正解

秒でわかる！

ダメージ＞白さ。

毎回使用するのはご法度！

STUDY

漂白剤の毎回使用はNG!
「抗菌・消臭」タイプにも注意

「洗濯の度に漂白剤を入れたら白さをキープできる?」と考える気持ちもわかりますが、これは大間違い! Tシャツやシーツなど、**衣類の白さをキープできる「塩素系漂白剤」は、色柄や繊維の構造すら破壊するほどの高い漂白力**を持ちます。繊維へのダメージを考えると、日常使いはお勧めできません。また**塩素系ほどの力はない「酸素系漂白剤」でも、洗濯の度に使用することはお勧めできません。**漂白力が穏やかなら、日常使いできるのではと考える人もいるかもしれませんが、強かれ弱かれ塩素系も酸素系もやっていることは同じなので、繊維へのダメージは確実に蓄積されます。さらに、**アルカリ性の洗剤と一緒に使用すると、色が抜けるほど漂白力が上がる危険性もある**ので注意しましょう。漂白剤は、「生乾きの臭いが気になる」「しっかり汚れを落としたい」時などに、たまに使用するのがベスト。最近では「漂白剤」を予め配合している洗濯洗剤もあります。**抗菌力や消臭力を高めた洗濯洗剤は、実は酸素系漂白剤の「過酸化水素」を使用している場合がほとんど**なので、抗菌や消臭作用などを謳う洗剤も毎日の使用は極力控えて。

STUDY

動物性繊維に使用すると
ボロボロになってしまう

漂白剤を使用する上で注意しなければならないのが、シルクやウールなどの動物性繊維との相性です。**繊細な動物性繊維はアルカリ性にとても弱いため、強アルカリ性の「塩素系漂白剤」とは相性が最悪**です。酸化力も高すぎて、脆い動物繊維はすぐにボロボロになってしまいます。また、**「過炭酸ナトリウム」を用いた酸素系漂白剤もアルカリ性なので動物性繊維との相性はイマイチ**です。P91でお伝えした通り、「還元漂白剤」も動物性繊維との相性が悪く、お勧めできません。パッケージには「ウール・絹など全ての繊維に使えます」と表記されていますが、使用には注意しましょう。

ですので、一応**動物性繊維にも使えるのも、過酸化水素系の酸素系漂白剤のみ**です。これは弱酸性なので動物性繊維とも比較的相性が良いです。ただし、シミ抜きに使う場合は繊維ダメージが大きくなるのは他と変わらないため、デリケートな衣類の場合はクリーニング専門店でシミ抜きをお願いした方が確実です。

漂白剤で洗ってはいけないもの

漂白剤は「酸化剤」や「還元剤」という特殊な化学反応を起こす成分を使用しているため、「使用NG」のアイテムがあります。P93にも軽くまとめていますが、ここで詳しく説明します。

ウール（毛）・シルク・カシミヤなどの動物性繊維

極力漂白剤は使用しないのがベスト。もし使用する場合は酸性の酸素系漂白剤（液体）のみ使用可能。一部分のシミならスポット用を推奨。基本はドライクリーニングで対応すべし。

金属のボタンやファスナーなど

金属が酸化されるとサビを作ってしまう。また還元すると溶解してしまうものもある。よって漂白剤は全てNG。金属が付いた衣類を漂白する際は、スポットのみ洗面器などで行うように。

一部の日焼け止め（紫外線吸収剤系）が付着した衣類

「ジエチルアミノヒドロキシベンゾイル安息香酸ヘキシル」などの紫外線吸収剤は酸化するとピンク色に変色してしまう。特に塩素系漂白剤は使用不可。

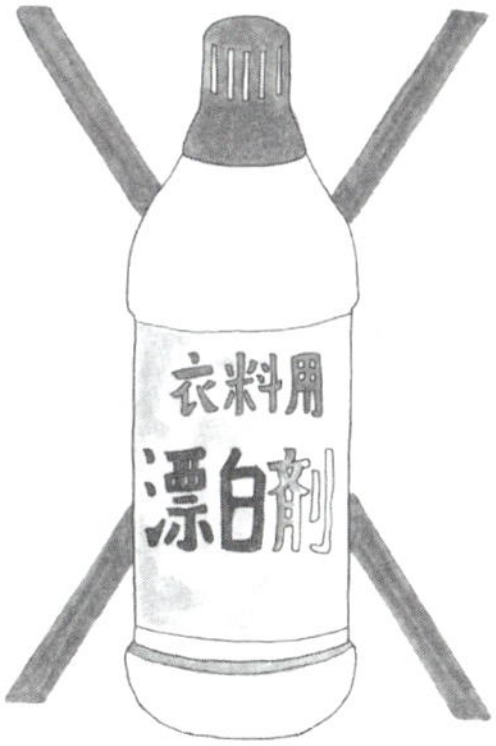

POINT

ウールやシルクなど、洗濯に気を付けるべき繊維の洋服は、高価なものが多いので、適当に洗ってダメにしてしまわないように、必ず適切な洗い方を知っておきましょう。

洗濯の化学のなんで

Q9

柔軟剤っていいの？悪いの？

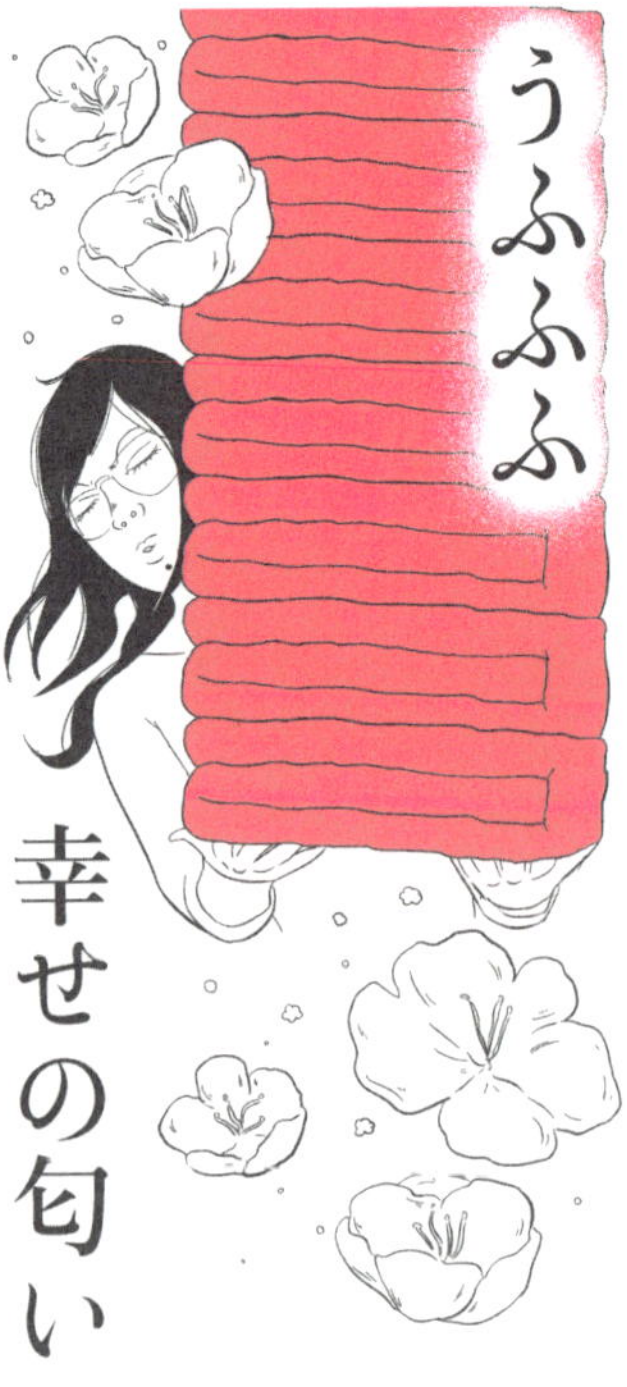

A9

☑ 主成分は洗濯洗剤よりも毒性が強い陽イオン系

☑ 柔軟剤は繊維に残留して肌への刺激が高まる

正解

秒でわかる！

柔軟剤は肌への刺激強め。
敏感肌は使わないのがベスト！

STUDY

肌トラブルの原因に！
柔軟剤を避けたい理由

洗濯洗剤の主成分はマイナスの静電気を帯びる「陰イオン界面活性剤」でしたが、柔軟剤の主成分とは、一体何でしょうか？

実は柔軟剤の主成分も**同じく界面活性剤の一種**で、こちらはプラスの静電気を帯びる**「陽イオン界面活性剤」**と呼ばれるものです。**マイナスに帯電した繊維をプラスの電気で中和することで柔軟性を付与している**のです。

柔軟剤を入れた方がふわふわになって肌刺激が少なくなる……と思っている人もいるかもしれませんが、実は最近ではアトピーや肌荒れで悩む患者さんに柔軟剤の使用を控えるように指導する皮膚科も増えています。**柔軟剤の主成分である陽イオン界面活性剤は通常の洗剤よりも刺激や毒性が強く、柔軟剤を使用した衣類が原因で肌荒れが悪化するケースが増えている**のです。洗剤は流れる性質ですが、柔軟剤は衣類に残留しやすいため、肌トラブルに結びつきやすいのです。

STUDY

低刺激タイプもあるが市場では絶滅危惧種

現在市場では「エステル型ジアルキルアンモニウム塩」という成分が主流で、これはPART.1の抗菌成分の項でも紹介した「第四級アンモニウム塩」の一種です。抗菌剤として配合されている塩化ベンザルコニウムなどと比較すると、毒性も弱く生分解性にも配慮した成分であることに違いはありませんが、それでも肌が弱い人にはお勧めと言える成分ではありません。

柔軟剤成分には敏感肌向けの低刺激なタイプもあります。それが**「アミド型アルキルアミン塩」などの成分で、「第三級アミン塩」という低刺激型の陽イオン界面活性剤**です。柔軟効果は第四級アンモニウム塩には及びませんが、敏感肌でも問題なく使用できる低刺激性が売りの成分です。また**「両性イオン界面活性剤」を柔軟剤として代用する方法**もあります。両性イオン界面活性剤は弱酸性で弱い柔軟効果を持つので、この作用を利用した低刺激な製品もあります。

ただし**いずれのタイプも市場ではほとんど入手できない絶滅危惧種**です。

柔軟剤に使われる界面活性剤

柔軟剤には洗剤とは異なる作用を持つ界面活性剤が配合されています。柔軟効果に優れるものは肌には負担になるものが多いので気を付けましょう。

肌の負担になる柔軟剤成分

エステル型ジアルキルアンモニウム塩（陽イオン系）

第四級アンモニウム塩の一種。市販の柔軟剤のほぼ9割を占めている成分。柔軟効果は高いが刺激は強く、吸水性が低下する。

第四級アンモニウム塩（陽イオン系）

第四級アンモニウム塩には種類があるが、この表記だと何が入っているか不明。柔軟効果は高いが刺激が強く吸水性が低下する。

肌に優しい柔軟剤成分

アミド型アルキルアミン塩（陽イオン系）

肌への負担が少ない。第三級アミン塩の一種。市販ではほとんど手に入らない。柔軟効果は控えめ。

アルキルイミダゾリン型カチオン（両性イオン系）

両性イオン界面活性剤を酸性にして柔軟剤として配合しているので非常に低刺激。柔軟効果は弱い。

POINT

陽イオン界面活性剤は刺激が強く、衣類に残った残留成分が肌に刺激を与える可能性もあります。また、繊維の吸水性も下がります。敏感肌の人などは低刺激タイプのものを使用するか、P106のおしゃれ着洗剤の活用を。

洗濯の化学のなんで

Q10

汗や刺激で「香りが弾ける！」ってほんと？

え？私がさとみっぽい？

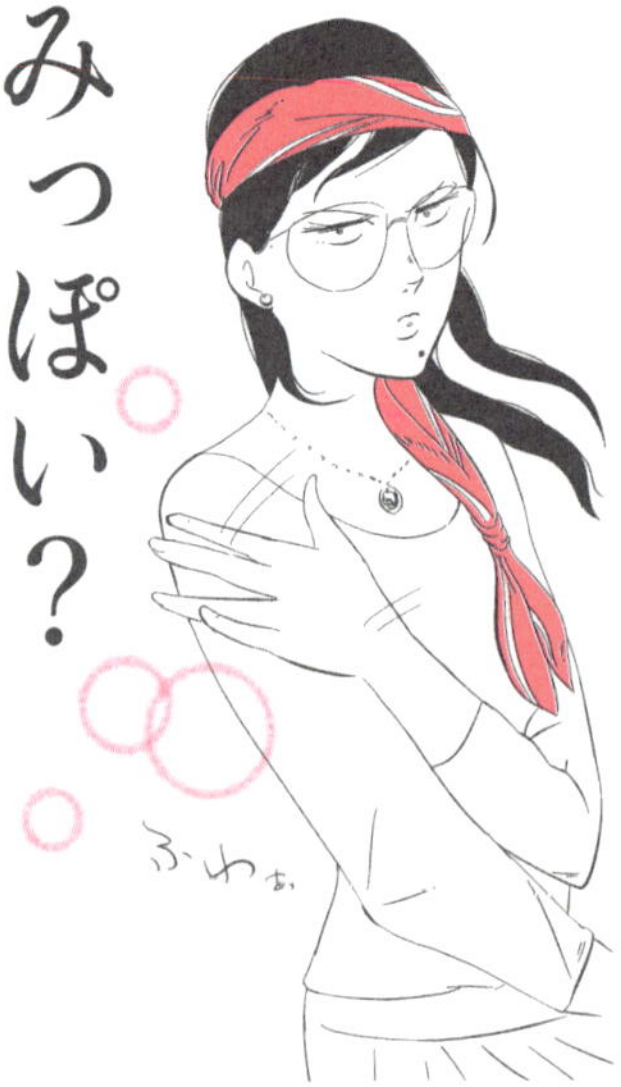

A10

- 水分や刺激で香りを出すことは可能
- 香料による健康被害を訴える人が増加中

正解

秒でわかる！

香りは弾けるが
健康被害のリスクも

STUDY

弾ける香料は「マイクロカプセル」が鍵

最近では、柔軟剤を香水のように、ファッションの一部として楽しんでいる人もいます。そんな中で登場したのが、汗や刺激に反応して香りが「弾ける」タイプの柔軟剤。CMなどで見たことがある人も多いでしょう。柔軟剤を使用するだけで、必要な時に香るという発想は画期的ですが、さて実際にそんなことは可能なのでしょうか。

まず、汗に反応する点については、水分を吸収することで徐々に香料成分が溶解していくタイプもあります。また、刺激によって香りが強くなるしくみですが、化学成分である**香料を閉じ込めたマイクロカプセル**のようなものが弾けていると想定できます。しかし、物理的に考えてみると、**洗濯時や乾燥機に入れた段階はもちろんのこと、日常のちょっとした動作でも刺激が起こるため、必要な時に刺激を加えることでカプセルが弾けているかは定かではありません。**マイクロカプセルの成分に毒性的懸念があるという意見も……。

STUDY

香料の吸いすぎで 健康被害も

前ページのような「高残香性柔軟剤」以外にも、近年では**香りを付けるためだけの「香り付け専用剤」**なるものも発売されて話題になりました。しかし、このような香りブームの一方で、**消費生活センターや消費者庁には「近隣家庭の洗濯物の香料がきつすぎて体調を崩した」などの苦情が増えているという**現状も……。

柔軟剤が香るしくみは、ガス状に揮発した香料成分が、鼻腔内の嗅覚受容体にキャッチされて匂いを感じ取ります。つまり、**香りを感じる＝化学物質が体内に侵入しているのと同じ**ことなのです。その成分の中には体質によってアレルギーになってしまうものや、身体に合わないものが人それぞれあり、**長時間の吸入で健康被害に繋がってしまう事例**が実際に起こっています。

また最初は大丈夫な香りでも、長期間吸い続けると突然合わなくなってしまうこともあるため、**大量の香料に常に包まれている生活が人の健康リスク上良いことなのかは甚だ疑問**です。特にペットや小さいお子さんがいる家庭では香料は少なめのものを選びたいところです。

郵便はがき

お手数ですが
切手を
お貼りください

1	5	0	-	8	4	8	2

東京都渋谷区恵比寿4-4-9
えびす大黒ビル
ワニブックス 書籍編集部

お買い求めいただいた本のタイトル

本書をお買い上げいただきまして、誠にありがとうございます。
本アンケートにお答えいただけたら幸いです。
ご返信いただいた方の中から、
抽選で毎月5名様に図書カード（1000円分）をプレゼントします。

ご住所　〒

TEL（　　　-　　　-　　　）

（ふりがな）
お名前

ご職業

年齢　　歳

性別　男・女

いただいたご感想を、新聞広告などに匿名で使用してもよろしいですか？　（はい・いいえ）

※ご記入いただいた「個人情報」は、許可なく他の目的で使用することはありません。
※いただいたご感想は、一部内容を改変させていただく可能性があります。

●この本をどこでお知りになりましたか?(複数回答可)

1.書店で実物を見て　　2.知人にすすめられて
3.テレビで観た(番組名:　　　　　　　)
4.ラジオで聴いた(番組名:　　　　　　　)
5.新聞・雑誌の書評や記事(紙・誌名:　　　　　　　)
6.インターネットで(具体的に:　　　　　　　)
7.新聞広告(　　　　新聞)　　8.その他(　　　　　　　)

●購入された動機は何ですか?(複数回答可)

1.タイトルにひかれた　　2.テーマに興味をもった
3.装丁・デザインにひかれた　　4.広告や書評にひかれた
5.その他(　　　　　　　)

●この本で特に良かったページはありますか?

●最近気になる人や話題はありますか?

●この本についてのご意見・ご感想をお書きください。

以上となります。ご協力ありがとうございました。

増える「香害」…香料の問題点

「臭いを感じる」とは、つまり臭いの元になる化学物質を
鼻孔から体内に吸収しているということ。
体内に吸収されたにおい成分は体質によっては体調不良の
原因になるなど、いわゆる「香害」として社会問題となっています。

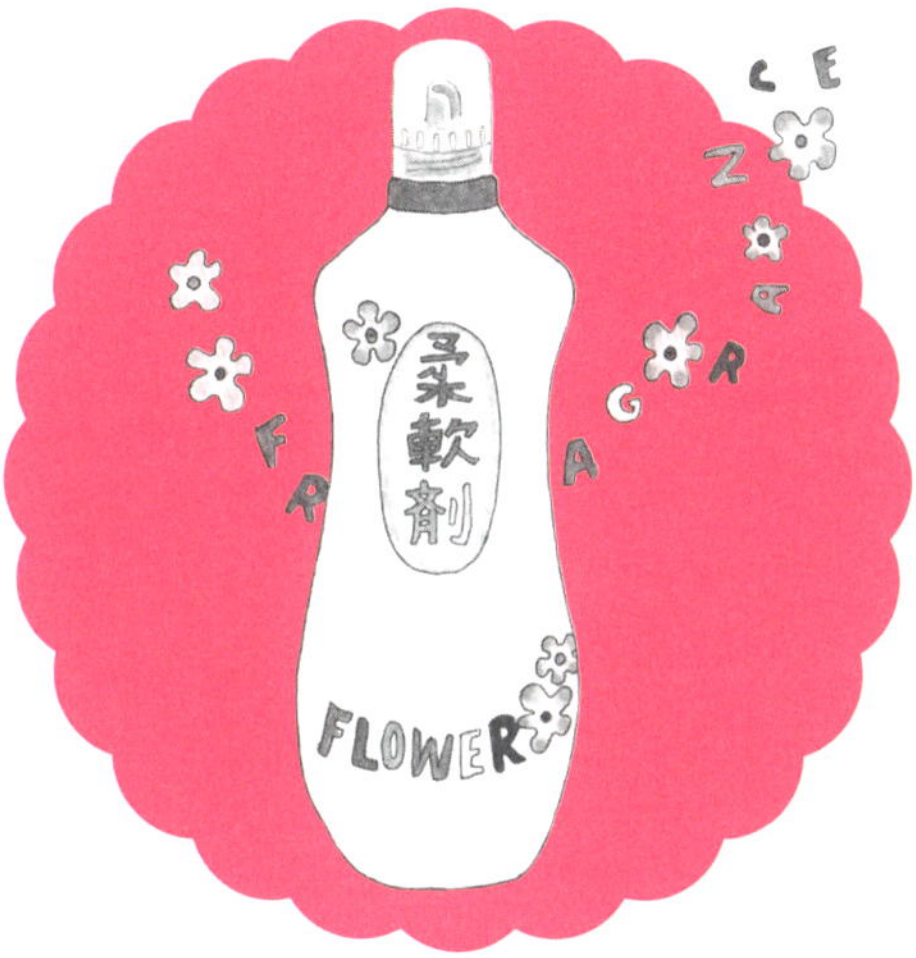

柔軟剤や香り付け専用剤の臭いに関する苦情は増えています。自分にとって良い香りが他人にとっても良い香りとは限らず、体質によっては香り成分が原因で頭痛や目の痒み、咳などの明らかな体調不良に繋がってしまう人もいます。柔軟剤だけでなく、香水やその他の化粧品でも同じ現象が起こるので、気を付けましょう。

POINT

香りは自分が感じる以上に他人には強く香っています。自分では感じない程度に抑えるなど、節度のある香りの楽しみ方を心がけましょう。

洗濯の化学のなんで

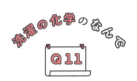

Q11

おしゃれ着洗い、ちょっと高いけど使うべき?

あ、あった!
他よりも
高いくせに
小さい!

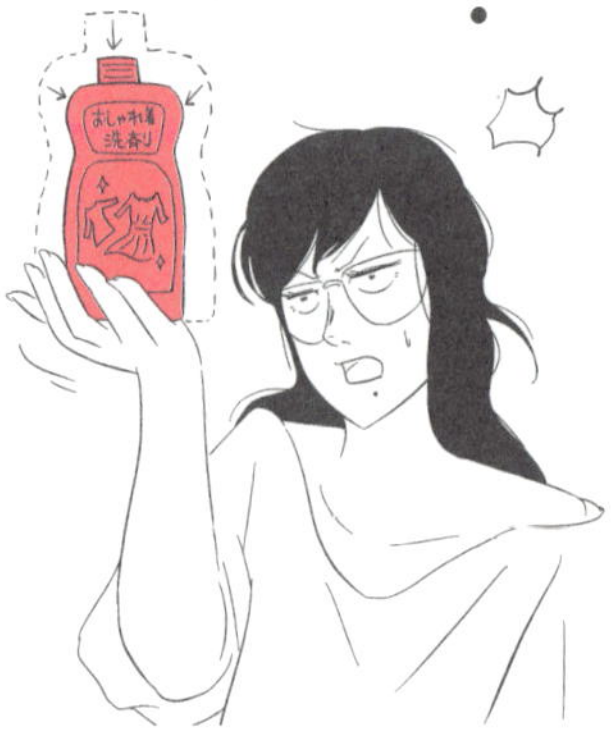

A11

- 安全性&コスパ高し!
  おしゃれ着洗剤は柔軟剤不要
- 衣類を傷つけないので
  ウールやシルクも洗える

正解

秒でわかる!

頑固な汚れもの以外は
「おしゃれ着洗剤」でOK

STUDY

皮膚刺激も柔軟剤もゼロ
経済的な「おしゃれ着洗剤」

通常の陰イオン系洗濯洗剤では洗浄によって衣類にゴワつきが生じるため、柔軟剤でふわふわにしないと気が済まないという人も多いと思います。でも柔軟剤は陽イオン界面活性剤の刺激が不安……。そんな時にお勧めなのが「おしゃれ着洗剤」です。

「おしゃれ着洗剤」の主成分は「ポリオキシエチレンアルキルエーテル」などの非イオン系界面活性剤で、洗濯した衣類に対して一切静電気を与えません。洗い上がりの手触り感や風合いが非常に良く、柔軟剤は不要。皮膚刺激もゼロですし、残留成分も少なく◎。お値段が張るイメージもあるようですが、500mlでも500円程度ですし、柔軟剤がいらない分、実は意外と経済的なのです。

ちなみに、おしゃれ着洗剤として販売されている商品の中には、残念ながら「陰イオン界面活性剤」がベースのものも存在します。明確に定義はないのですが、**真のおしゃれ着洗剤であるかどうかは、成分が非イオン系かどうかで見分けましょう。**

STUDY

直接肌に触れる肌着やタオルにこそ使ってほしい

おしゃれ着洗剤は繊維ダメージがない洗剤なので、繊細なウールやシルクなども洗えます。そして、**おしゃれ着洗剤は繊維だけでなく肌にも優しい洗濯洗剤**なので、**おしゃれ着だけではなく、肌着やタオルなど、直接肌に触れるものにこそお勧め。**そもそも繊維ダメージになる成分を配合していないので、残留して皮膚刺激になる酵素や柔軟剤、漂白剤などの成分は当然無添加になっている場合がほとんどです。洗剤そのものも、基本的に残留性は低いですが、たとえ残ったとしても刺激にならない非イオン系です。**敏感肌やアトピーの人、赤ちゃんの衣類**などを洗浄するのにも◎。

また**タオルなどに柔軟剤を使うと、ふわふわになるのは良いのですが、実は繊維表面に油性の膜が張った状態になるため水分の吸水性が落ちる**というデメリットがあります。おしゃれ着洗剤は、そんなことにはならないので、ストレスなく汗や水滴を拭き取ることが可能です。繊維が傷みにくいので、衣類やタオルが長く使えるのもうれしいところです。

メイクツールの洗い方

おしゃれ着用洗剤を使えば、専用の洗剤を購入しなくても、
メイクブラシやスポンジなどを安全に洗うことができます。

1 おしゃれ着洗剤：お湯＝1：1で混ぜた洗浄液をつくる

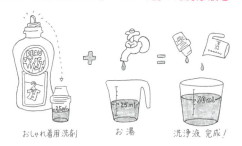

2 ブラシを洗浄液の中でクルクルかき混ぜ、汚れを落とす

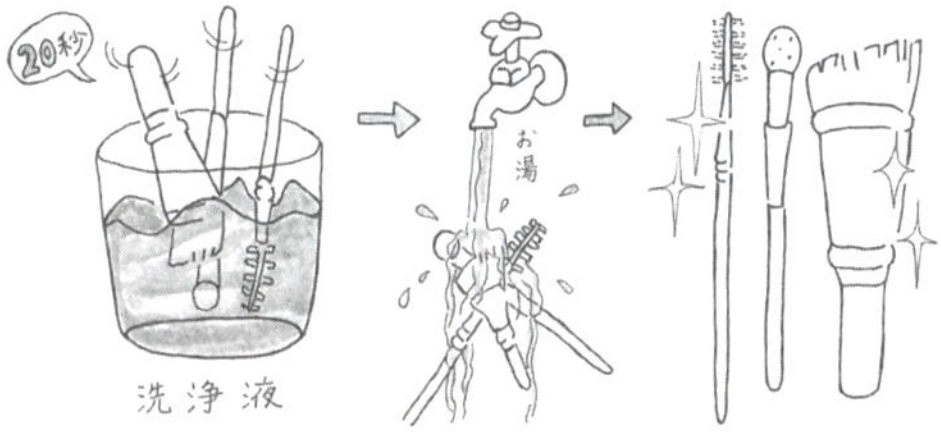

スポンジ・パフの場合
洗浄液に浸して、ビニール手袋などをつけて直接もみ洗いしましょう。メイクブラシと同じようにお湯で流して乾かして完了！

POINT

メイクツール専用の洗剤も売っているけれど、成分を考えればおしゃれ着洗剤で十分です（むしろ、おしゃれ着洗剤の方が良質＆コスパ◎）。パフやブラシの汚れをしっかり落としておけば、肌も清潔に保てます。

洗濯の化学のなんで

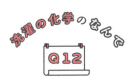

Q12

おしゃれ着洗剤、デメリットはないの？

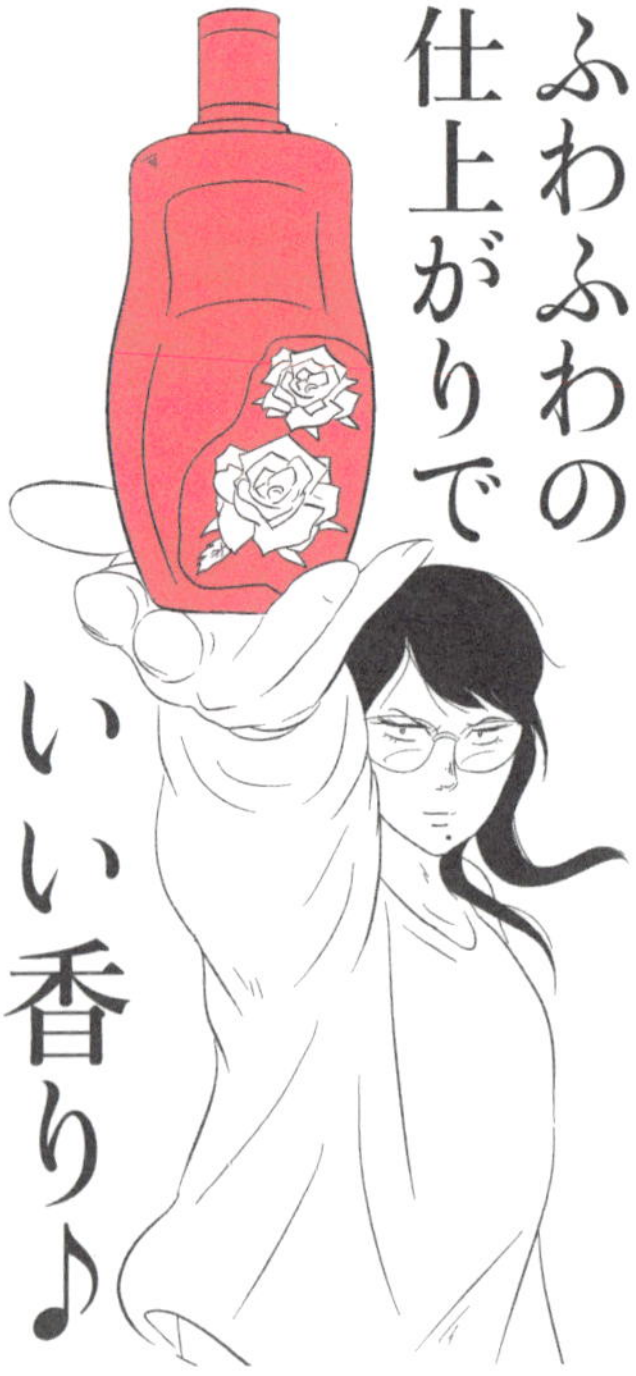

A12

- ✓酵素が入っていないため臭いやタンパク質汚れが落ちない
- ✓落ちない汚れもあるので他の洗剤と組み合わせて

正解

秒でわかる！

日常汚れの洗濯には十分だが

臭い・頑固な汚れには弱い

STUDY

抗菌 & 消臭力が弱点
タンパク質汚れが苦手

衣類を傷つけることなく、肌への残留も気にならないおしゃれ着洗剤ですが、デメリットとして**タンパク質汚れが苦手で臭いが出やすい**ことが挙げられます。

おしゃれ着洗剤には酵素や抗菌剤などが入っていないため、生き物に対しての毒性がほとんどなく、雑菌の繁殖を抑制する効果が弱いのです。

バスタオルや肌着などの臭いが出やすい洗濯物は、たまに漂白剤で殺菌することで、そのデメリットをカバーできます。殺菌は、**液体の酸素系漂白剤**で行うのがお勧め。酸素系漂白剤の漂白成分である「過酸化水素」は、消毒剤としても使われている「オキシドール」なので、衣類の消臭殺菌としても使用できます（詳しい使用方法は次ページへ）。

また、**乾燥機やドラム式洗濯乾燥機を使用すれば、雑菌は高温に弱いため殺菌・防臭効果が期待できます。**こちらの方が成分の残留などを気にする必要がないので、乾燥機の電気代を気にしない場合はより肌に優しく洗濯することができます。タンパク質汚れがひどいものは**酵素入りのピンポイント洗剤**などで対処しましょう。

STUDY

おしゃれ着洗剤があれば クリーニングいらず…は×。

たまに「おしゃれ着洗剤があればクリーニングは不要」と思っている人もいるようですが、**正直、おしゃれ着洗剤があったとしても、やはりクリーニング推奨の衣類や汚れはたくさんあります。**

最近の洗濯機には「ドライモード」があり、**おしゃれ着洗剤×ドライモードでクリーニングと同じことができる……と思っているならば、残念ながらそれは大きな勘違い**です。洗濯機のドライモードは、あくまで通常コースよりも攪拌などの機械力を弱めたモードであって、一般的な「ドライクリーニング」とは全くの別物。

ドライクリーニングは水ではない「化学溶剤」を使用して洗浄する洗濯方法で、水を使用しないためにウールやシルクなどの親水性の繊維へのダメージが非常に小さくなります。**おしゃれ着洗剤での洗濯は、水を使ってしまいますし、少なからず機械力がかかるため、さすがにドライクリーニングよりダメージがあります。**なので、どうしても傷めたくない大事な服などはクリーニングに任せましょう。

おしゃれ着洗剤のメリット

非イオン界面活性剤や両性イオン系のおしゃれ着洗剤。
普段の洗濯にはこれ１本でOK。以下のようなメリットがあります。

メリット 1 繊維を傷めにくいのでウールやシルクなどにも使える

メリット 2 残留しても皮膚刺激がなく、敏感肌・赤ちゃんの肌着やタオルにも使える

メリット 3 洗い上がりの風合いや手触りが良く柔軟剤が不要

臭いが気になったら……

おしゃれ着洗剤には殺菌作用がないため、月に１～２回ほど、おしゃれ着洗剤に酸素系漂白剤をプラス（すすぎ１回）。アトピー肌の人は、再度おしゃれ着洗剤のみで洗濯しておく（すすぎ１回）と安心。または、乾燥機で乾燥すれば漂白剤も不要。

頑固な汚れには……

部分汚れ専用の洗剤（酵素系洗剤や漂白剤など）を使用。その後、２回以上しっかりとすすぐようにする。

POINT

日常の洗濯はおしゃれ着洗剤が１本あれば十分。臭いや頑固な汚れなど、その時の状況で判断して、その他の洗剤をプラスして。柔軟剤も使わないので経済的です。

KAZUNOSUKE USE

秒でわかる!

酵素の力で頑固な汚れも落とす

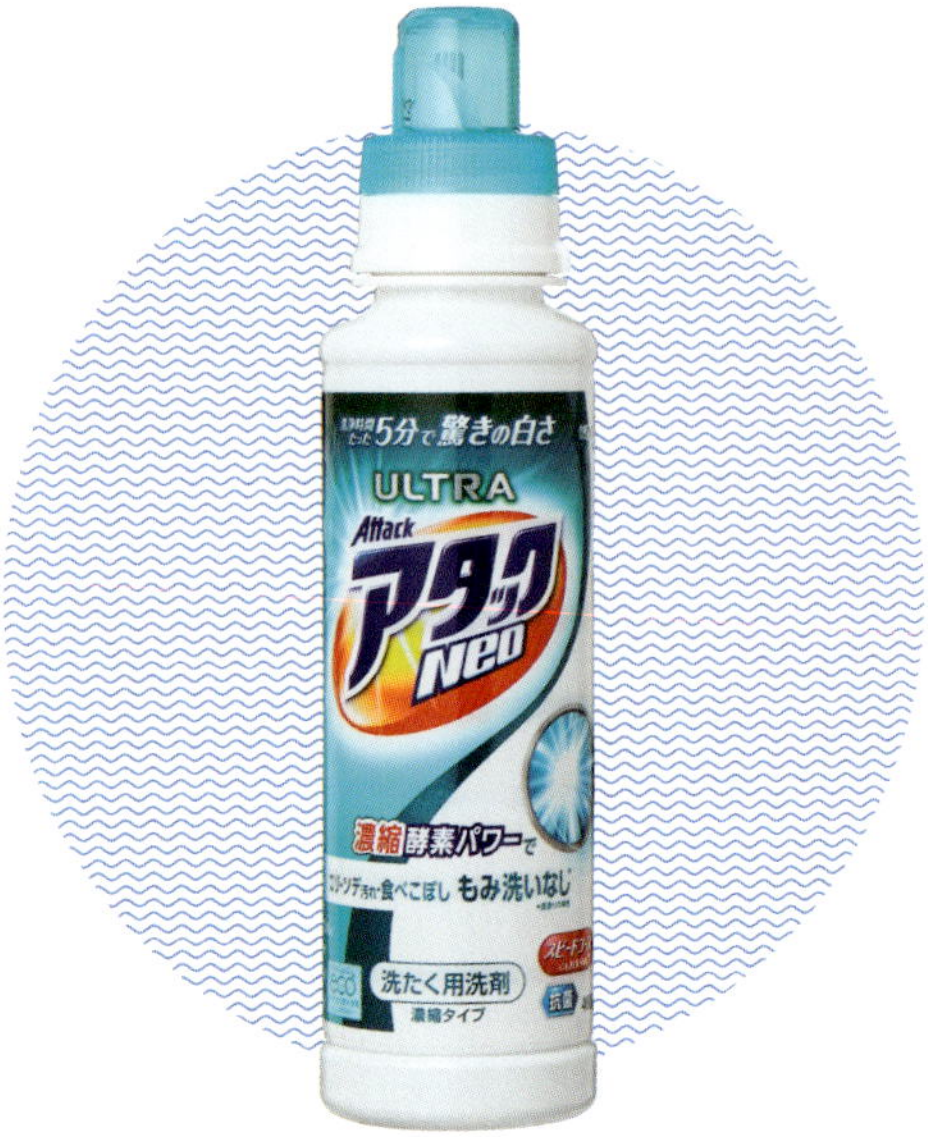

ITEM

花王

ウルトラアタックNeo

かずのすけ注目POINT

高い洗浄力を謳う洗濯洗剤の主成分の多くは「直鎖アルキルベンゼンスルホン酸Na」であることが多いのですが、これは陰イオン系の中でも特に刺激が強い成分。その点、「ウルトラアタックNeo」にはこの成分が含まれません。

COMPONENT

成分解析

高い洗浄力を持つ陰イオン系 蛍光増白剤ゼロも◎

成分

☑ 界面活性剤（59%、高級アルコール系（陰イオン）、☑ 高級アルコール系（非イオン）、☑ 脂肪酸系（陰イオン）、安定化剤（ブチルカルビトール）、☑ アルカリ剤、☑ 香料、☑ 酵素

HP記載全成分

「ポリオキシアルキレンアルキルエーテル硫酸エステル塩、ポリオキシエチレンアルキルエーテル、水、ブチルカルビトール、プロピレングリコール 、脂肪酸塩 、ポリオキシアルキレンアルキルエーテル、アルキルアンモニウム塩、クエン酸塩、香料、アクリル酸塩系共重合物 、酵素、着色剤」

液性：弱アルカリ性

ITEM 01

肌や衣服のためにも少しでも優しい陰イオン系を

汚れをスッキリ落としたい場合、「陰イオン界面活性剤」の主成分が◎。ただ、陰イオン系の洗剤にも種類があり、残留性・刺激の低いものを選んだ方が◎。こちらは主成分が陰イオン系の中でもマイルドな「ポリオキシアルキレンアルキルエーテル硫酸エステル塩」が主成分。高い洗浄力ながら繊維残留性が低いのが特徴。また「蛍光増白剤」が入っていないのもポイント。ただし酵素や脂肪酸塩、アルキルアンモニウム塩など残留しやすい成分も微量に入っていて、徹底して肌に優しいとは思わないこと。

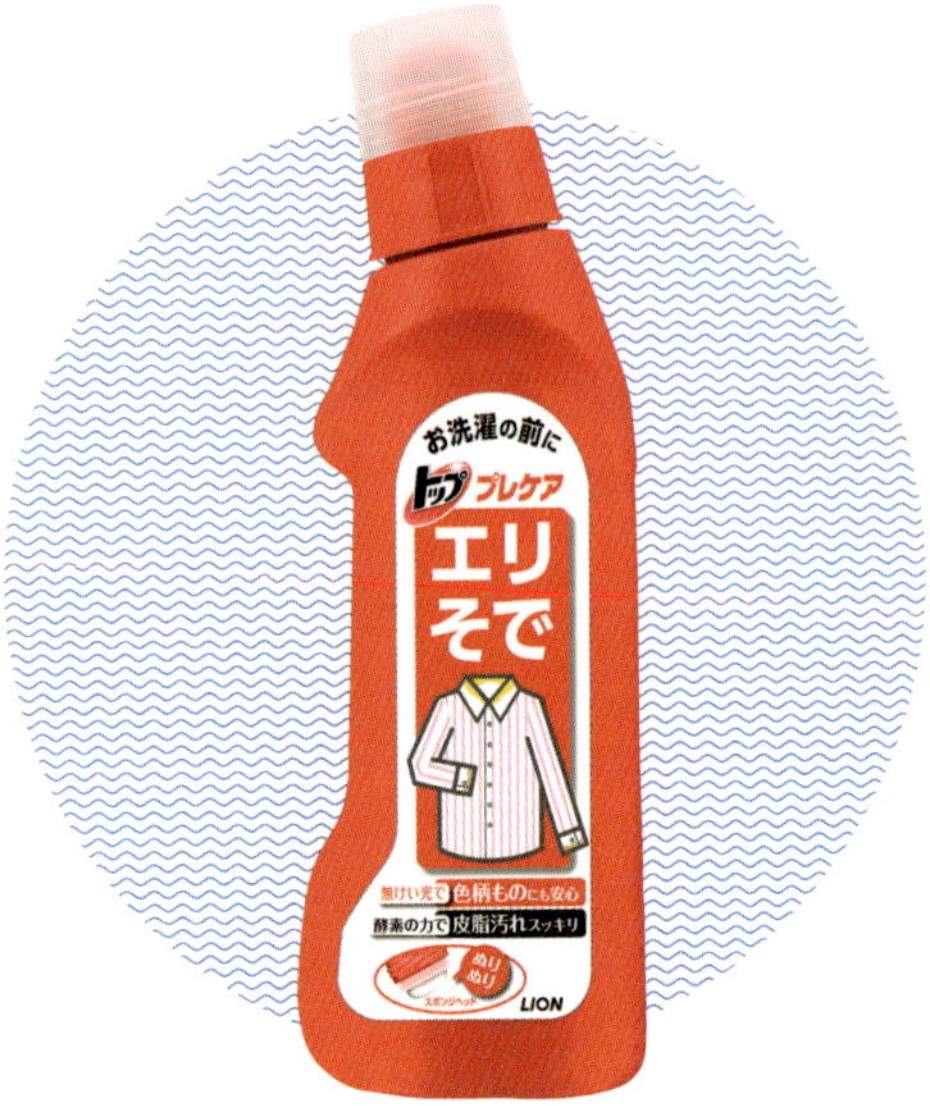

KAZUNOSUKE CHOICE

秒でわかる!

ピンポイントで部分汚れを落とす

ITEM

LION

トップ

プレケア エリそで用

かずのすけ注目POINT

落ちにくい襟やそで口などの汚れに、ピンポイントで洗剤を塗布できるのが最大のポイント。洗剤をキャップに取ってかけるものもありますが、スポンジタイプはムラなく塗れるので便利！

COMPONENT

成分解析

襟垢汚れやそで口汚れなど皮脂汚れに効果的な酵素入り部分洗い剤

成分

- [x] 界面活性剤（25%ポリオキシエチレンアルキルエーテル）、
- [x] 安定化剤、
- [x] アルカリ剤、
- [x] pH調整剤、
- [x] 酵素

HP記載全成分

［水、ポリオキシエチレンアルキルエーテル、p-トルエンスルホン酸、エチルアルコール、ポリエチレングリコール、アルカノールアミン、香料、酵素、粘度調整剤、アクリル酸アルキル共重合体、水酸化ナトリウム］

液性： 弱アルカリ性

ITEM 02

直塗りで部分汚れを一掃！スティックタイプが便利で効く

襟やそで口の汚れの正体は、体から出る皮脂やタンパク質が混ざり合った複合的な汚れ。この複合的な汚れが固着してしまうと、通常の洗剤では落としにくい汚れに。そんな固着汚れを分解して落とすのが「酵素」。こちらは「タンパク質分解酵素」を配合した塗布用の部分洗い剤。酵素と「非イオン界面活性剤」の相乗効果でパワフルに分解し、襟・そで口の汚れを落とします。酵素配合の洗剤は他にもあるが、襟・そで口の部分汚れ用というのは貴重。

KAZUNOSUKE USE

秒でわかる！

優しい成分で洋服も肌も刺激ゼロ！

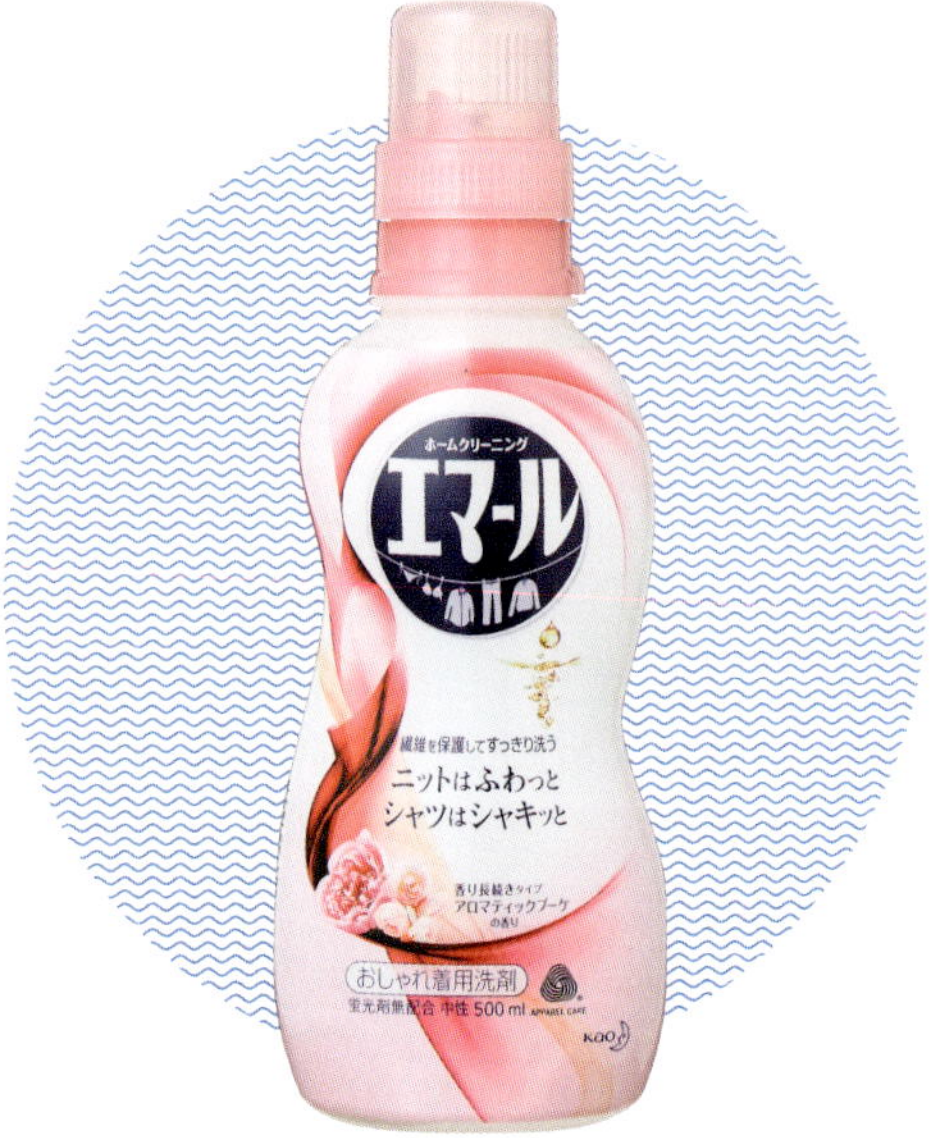

ITEM

花王

エマール

アロマティックブーケの香り

かずのすけ注目POINT

「エマール」は繊維および皮膚刺激のない非イオン系洗剤をベースにシンプルな成分で作られており、おしゃれ着のみならず敏感肌や赤ちゃんや小さいお子さんの衣類などの洗濯にもとても向いています。仕上がりがごわつかないので柔軟剤不要で、タオルや下着などの衣類も長持ちです。意外な使い方として「メイクツール」の洗浄にも◎。

COMPONENT

成分解析

繊維や肌に優しい非イオン系敏感肌なら普段の洗濯はこれ1本で！

成分

☑ 界面活性剤（21%、ポリオキシエチレンアルキルエーテル）、☑ 安定化剤

HP記載全成分

［ポリオキシエチレンアルキルエーテル（非イオン界面活性剤）、水、ポリオキシエチレンアルキルエーテル、エチルアルコール、ブチルカルビートル、プロピレングリコール、クエン酸塩、フェノキシエタノール、シリコーン、アルキルアミドアミン、防腐剤、香料］

液性：中性

ITEM 03

肌に優しく柔軟剤もいらない！便利な「おしゃれ着洗剤」

主成分が肌や繊維への刺激のない非イオン系洗剤で、酵素や蛍光増白剤などの添加剤も入っていないため飛び抜けた洗浄力はないが、普段の汚れには十分。皮膚刺激にもなりにくく、おしゃれ着だけでなくタオルや下着など肌に触れる衣類や、さらにメイクの油汚れを落とすのに適しているためメイクブラシやメイクスポンジなどを洗うのにも使える（市販の専用洗剤よりも成分が良いほど）。柔軟剤なしでもごわつかずに仕上がるため、敏感肌の人は普段はこれのみの洗濯がお勧め。

KAZUNOSUKE CHOICE

秒でわかる!

香料0&柔軟効果で使える

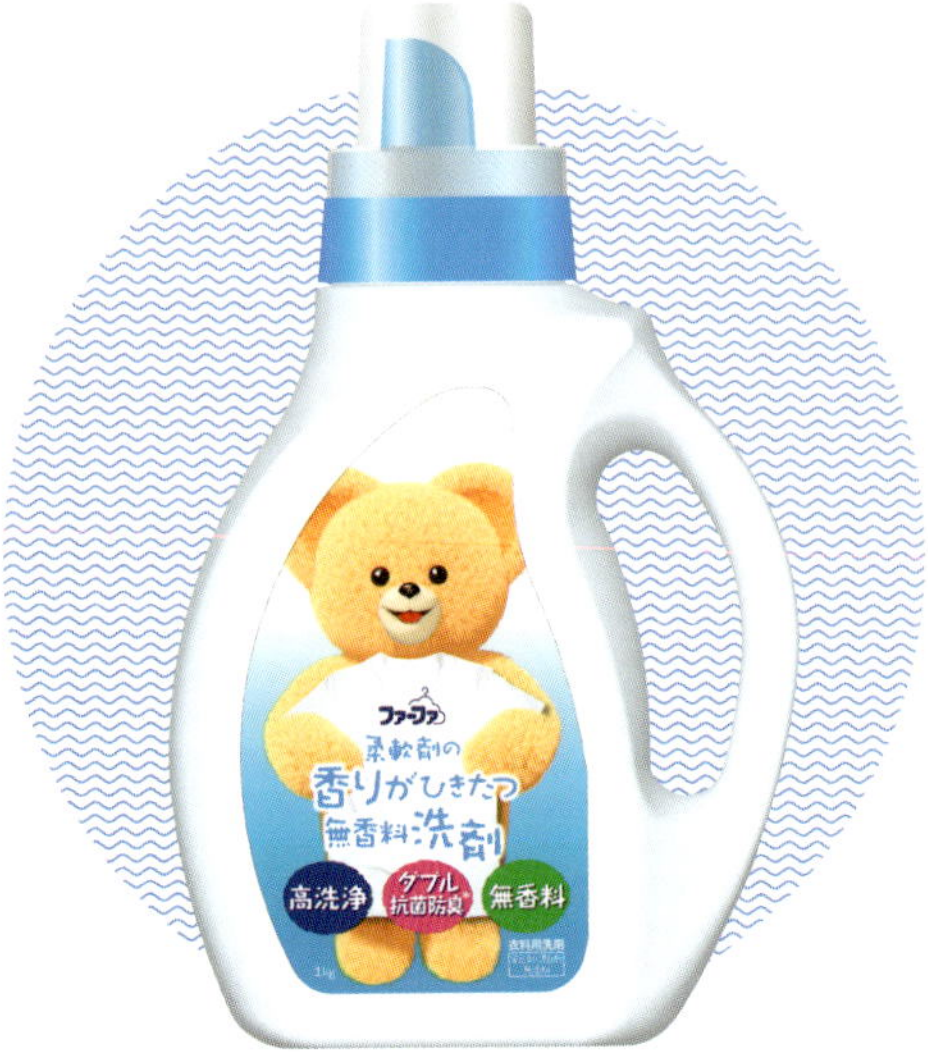

ITEM

ファーファ

柔軟剤の香りが引き立つ無香料洗剤

かずのすけ注目POINT

微弱な柔軟効果を持つ非イオン系洗剤をベースに、無香料の処方で香料が苦手な人にも◎。エマールなどと同じく非イオン系なので洗浄力自体は通常の陰イオン系洗剤には及ばないため、おしゃれ着や日常汚れ用として。抗菌剤配合で比較的臭いが出にくい工夫も。

COMPONENT

成分解析

柔軟効果を持つ非イオン系洗剤と無香料の処方がポイント

成分

☑ 界面活性剤（13% ポリオキシアルキレンアルキルアミン、ポリオキシエチレンアルキルエーテル）、☑ 安定化剤

HP記載全成分

［水、ポリオキシアルキレンアルキルアミン、ポリオキシエチレンアルキルエーテル、抗菌剤、アクリル酸系ポリマー、脂肪酸ナトリウム、界面活性剤、ジエチレントリアミン五酢酸五ナトリウム、防腐剤］

ITEM 04

香料が苦手な方に無香料の非イオン系洗剤

こちらは主成分として配合されている非イオン系洗剤が2種類あり、「ポリオキシアルキレンアルキルアミン」が特徴的な成分。これは非イオン系だが微妙な陽イオン性を帯びていて微弱な柔軟効果を持っているので、「ポリオキシエチレンアルキルエーテル」のみのおしゃれ着洗剤に比べると、柔軟効果が高い。また、「無香料」で香料が苦手な人も◎。さらに抗菌防臭成分（成分名不明）配合により、通常の非イオン系より臭いが出にくい工夫も。ただし抗菌成分なので多少の刺激の懸念も。

KAZUNOSUKE USE

秒でわかる!

マルチに使えて漂白&消臭除菌に

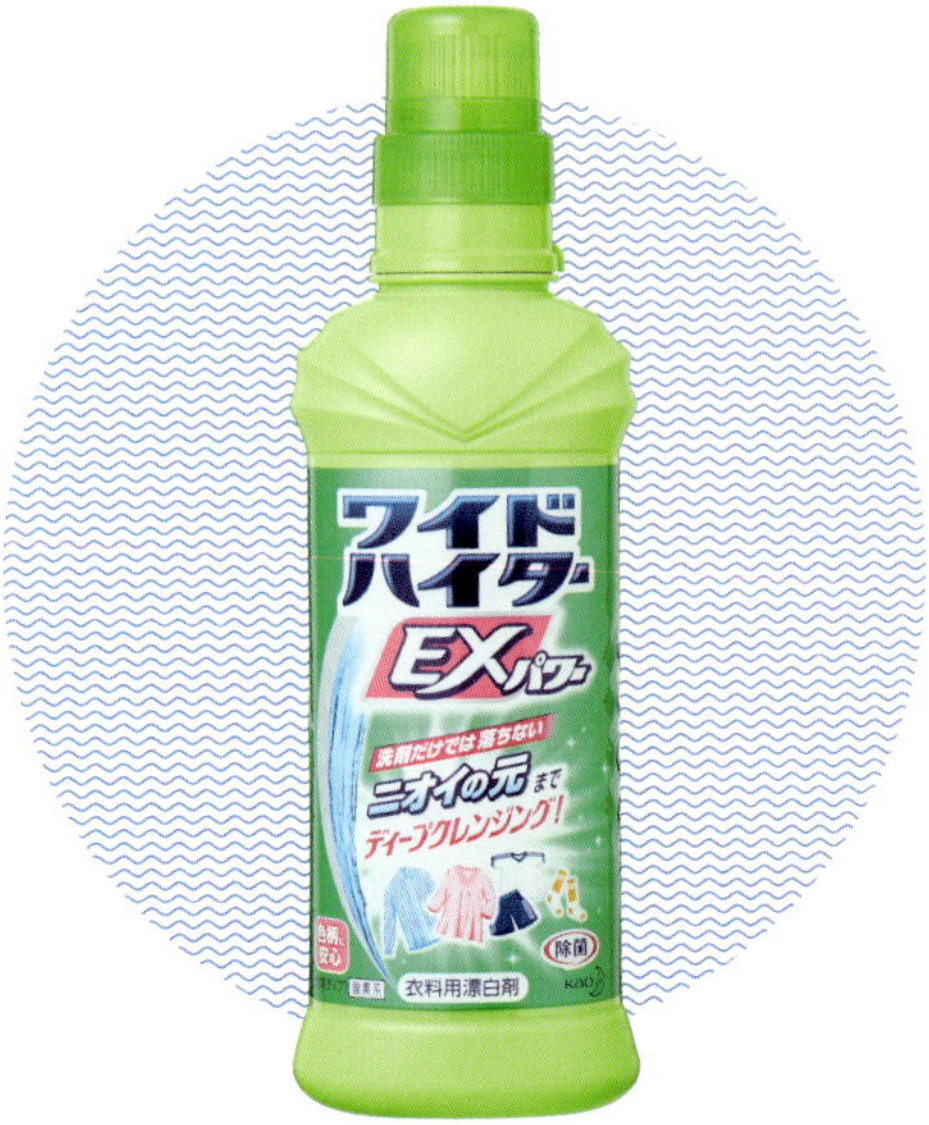

ITEM

花王

ワイドハイター

EXパワー

かずのすけ注目POINT

「過酸化水素」が主成分で色物にも使える液体の酸素系漂白剤です。塩素系に比べ作用がマイルドで何かと使いやすいのが便利。衣類の除菌などにも使えます。スプレー状の「ガンコなシミ用」は部分汚れ用に使いやすいので両方用意しておきましょう!

COMPONENT

成分解析

漂白剤はどれも刺激が強め！酸素系を選んで少しでも低刺激に

成分

☑ 過酸化水素（酸素系）、☑ 界面活性剤（ポリオキシエチレンアルキルエーテル）、☑ 漂白活性化剤

HP記載全成分

［水、ポリオキシエチレンアルキルエテール、過酸化水素、アルカノイルオキシベンゼンスルホン酸ナトリウム、アルキルアンモニウム塩、エチドロン酸塩、エチドロン酸、香料］

液性：酸性

ITEM 05

衣類を白くするだけじゃない消臭除菌に効果的な漂白剤

漂白剤の中で最も使用用途が広く繊維へのダメージや残留性が低いのが、「過酸化水素」を主成分とした液体の酸素系漂白剤。こちらは色物・柄物にも使えるし、酸性のため一応動物性繊維にも使用可能。また過酸化水素は消毒剤「オキシドール」の主成分であるため、衣類や洗濯槽の消毒効果も期待できる。漂白だけでなく消臭・除菌剤としても利用可能な便利さが◎。ちなみに同名商品の「ガンコなシミ用」は基本の成分は同じだが、部分汚れにスプレーして使えるので便利。

KAZUNOSUKE CHOICE

秒でわかる!

低刺激で肌に優しい上に無香料

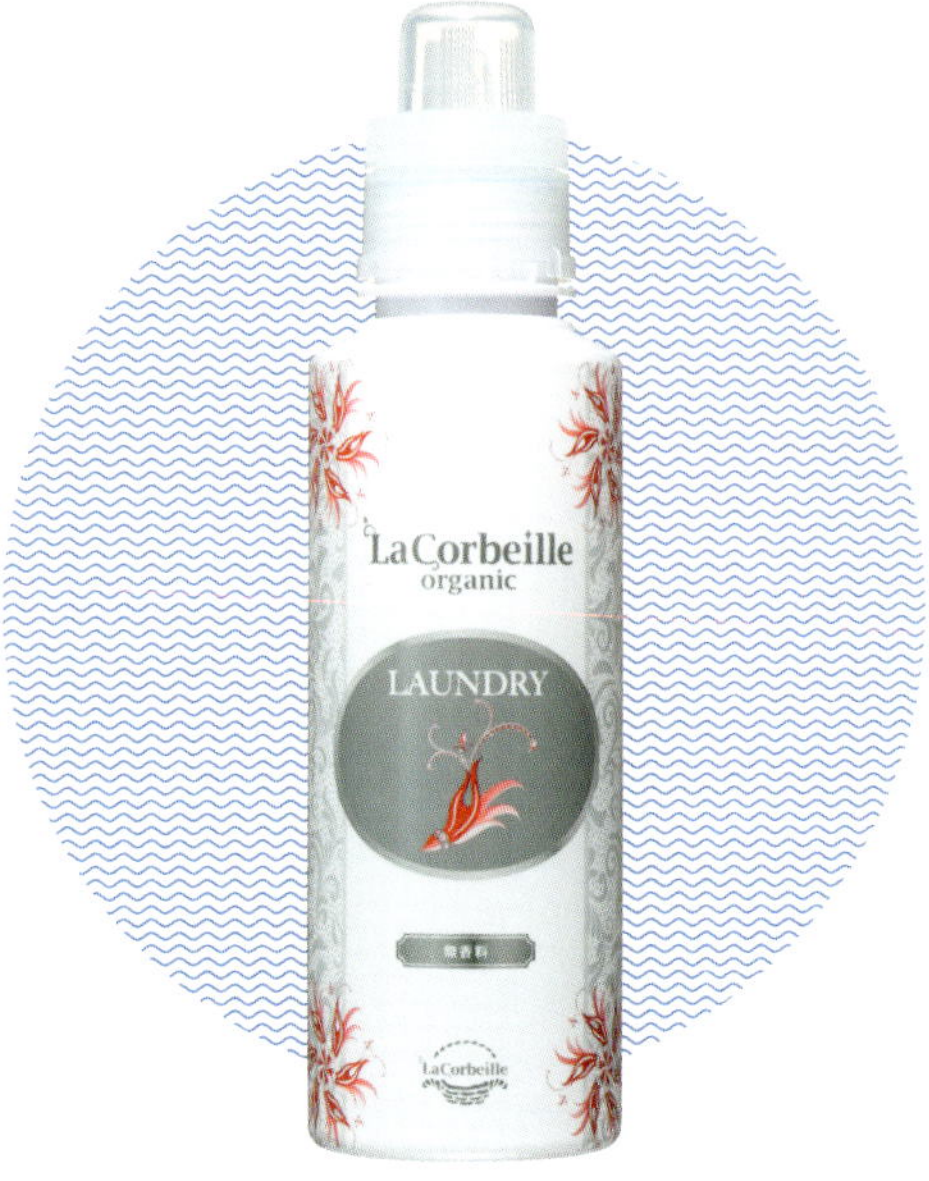

ITEM

ラ コルベイユ

オーガニックランドリー

無香料

かずのすけ注目POINT

低刺激型柔軟成分「アミド型アルキルアミン塩」を主成分に配合しており、多くの柔軟剤と違って敏感肌にも使用可能な柔軟剤です。さらに柔軟剤としては非常に珍しく「無香料」となっているのもお勧めポイントです。

COMPONENT

成分解析

柔軟効果は控えめながら お肌に優しい低刺激柔軟剤

成分

☑ 界面活性剤（アミド型アルキルアミン塩）

［HP全成分記載なし］

ITEM 06

低刺激柔軟成分配合！ さらに「無香料」が決め手

柔軟剤は皮膚刺激が懸念される「エステル型ジアルキルアンモニウム塩」などの第四級アンモニウムカチオンが主成分。肌に刺激になりにくい柔軟剤も存在するものの、非常に稀。こちらはそんな稀な商品の1つで、主成分に配合しているのは「アミド型アルキルアミン塩」で、第三級アミン塩というアミノ酸系の低刺激型柔軟成分。柔軟効果は、さすがに通常の柔軟剤には劣るものの、不快なゴワつきは十分除去でき、吸水性の低減も少ない。さらにお勧めなのは無香料であること！

KAZUNOSUKE CHOICE

秒でわかる!

低刺激&柔軟効果で赤ちゃんにも

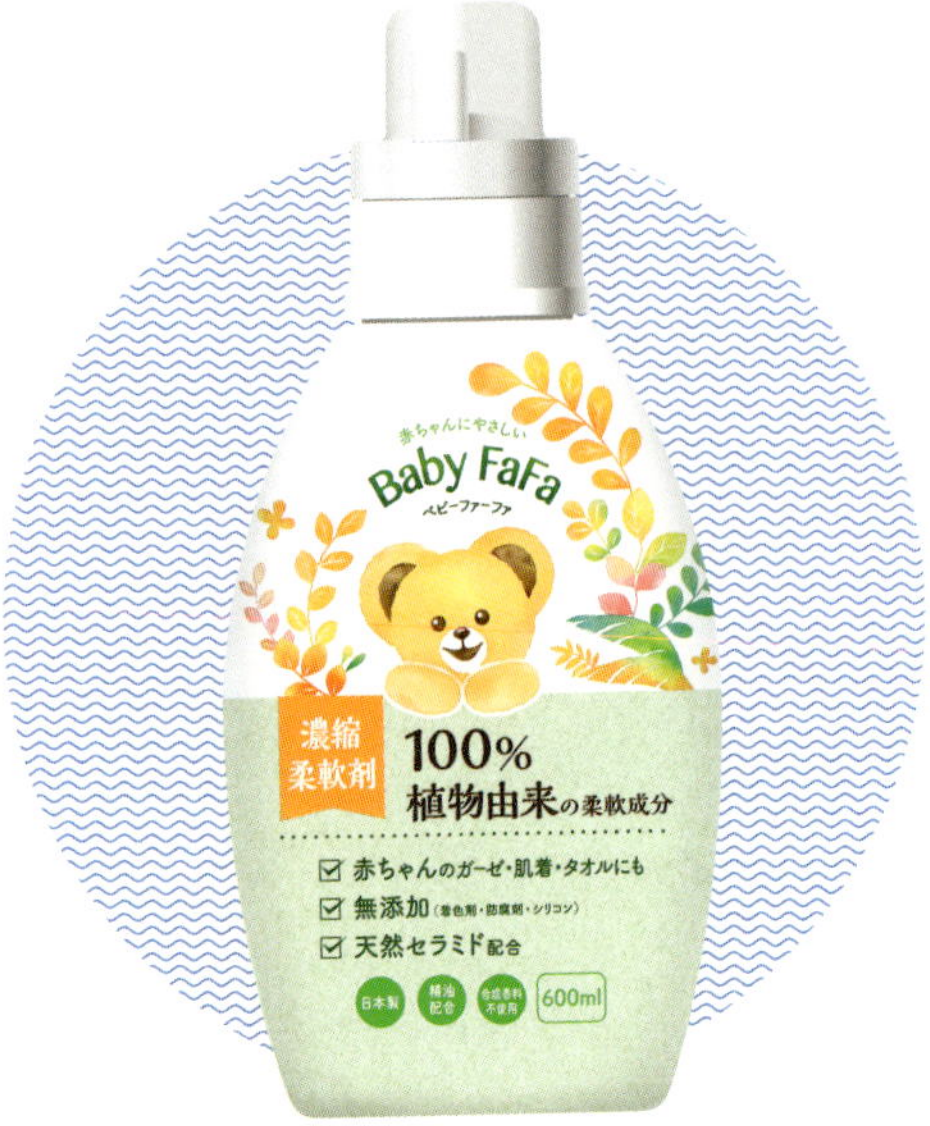

ITEM

ファーファ

ベビーファーファ

濃縮柔軟剤

かずのすけ注目POINT

こちらは両性イオン系の柔軟剤になっています。両性イオン界面活性剤はアルカリ性に傾けると洗剤、酸性に傾けると柔軟剤の性質を帯びます。本品はその性質を利用した柔軟剤。低刺激なので赤ちゃんの衣類にも◎。

COMPONENT

成分解析

両性イオン系の柔軟剤で低刺激なのにふんわりやわらか

成分

- ☑ 界面活性剤（アルキルイミダゾリン型カオチン）、
- ☑ 安定化剤、☑ 香料（ベルガモット精油）

HP記載全成分

水、アルキルイミダゾリン型カチオン、エチレングリコール、ポリオキシエチレンアルキルエーテル、塩化カルシウム、ポリオキシエチレンアルキルエーテル、エチドロン酸、エチレンジアミン四酢酸ナトリウム、酸化防止剤、天然ハーブオイル、ミルクセラミド

ITEM 07

陽イオン界面活性剤を使わず低刺激に柔軟効果を実現

こちらの主成分は「アルキルイミダゾリン型カチオン」。これは両性イオン界面活性剤を酸性領域にして、陽イオン性を持たせた成分。陽イオン界面活性剤（特に第四級アンモニウム塩）は、皮膚刺激が懸念されるので、赤ちゃん用には避けたいが、市販の柔軟剤は9割以上が同成分を配合。そんな中、本品は赤ちゃん用として両性イオン系の成分を主体にした柔軟剤。柔軟効果は従来の物と比較すると控えめだが、ごわつきは十分除去でき、吸水性の低減もない。残留しても肌刺激が少ないのも◎。

お洗濯はもっとシンプルにできる！

家庭のお洗濯には
「おしゃれ着洗剤」「酵素配合洗剤」
「酸素系漂白剤（液体）」
の3本があればそれで十分

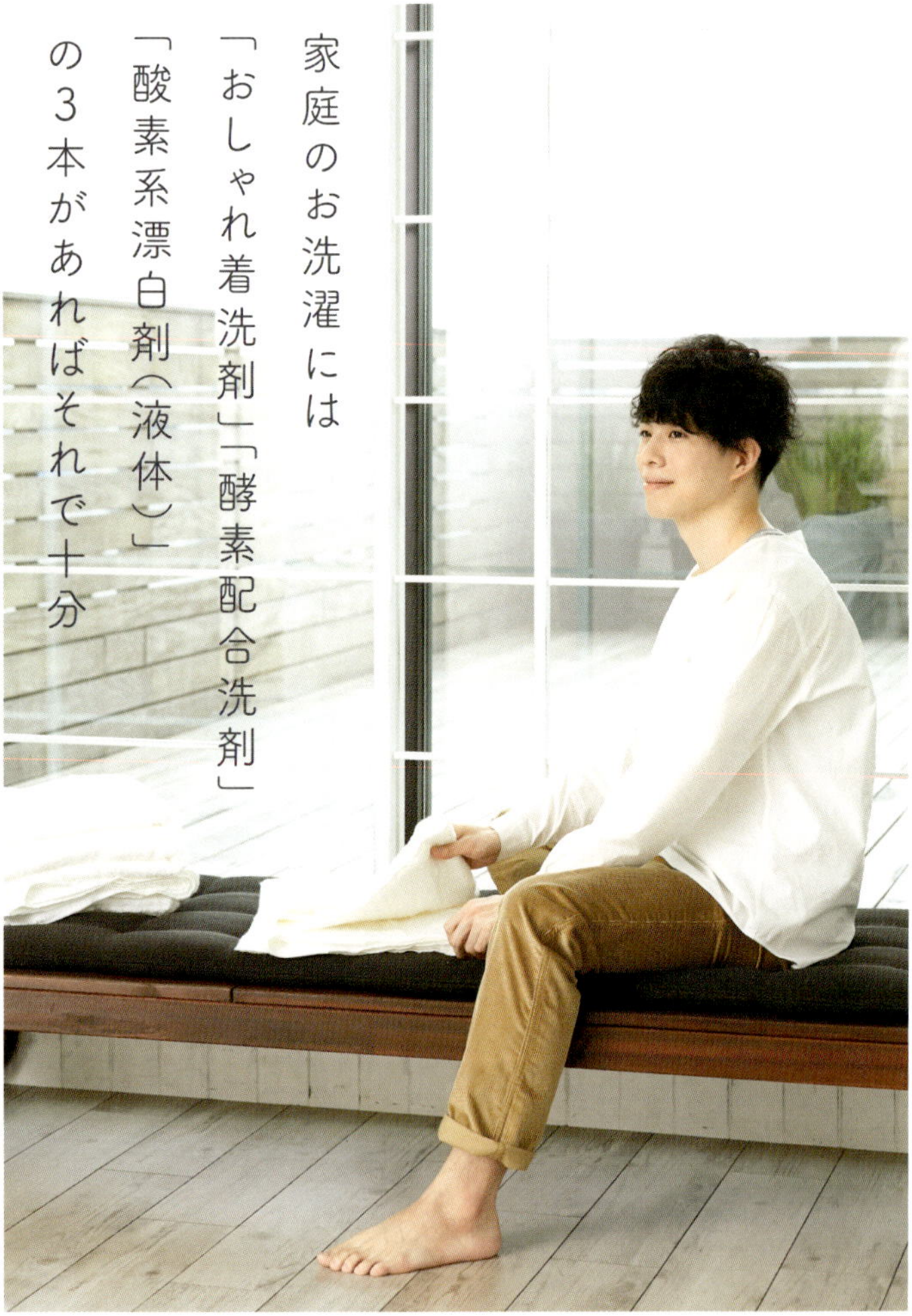

私が普段使用している洗剤はこの3つだけで、柔軟剤やその他の洗剤はほぼ使用しません。基本はすべての衣類をおしゃれ着洗剤のみで洗い、頑固な汚れがついた衣類にだけスポット的に酵素洗剤や漂白剤を使用しています。繊維が傷みにくいので、10年間使い続けているタオルもあります。

界面活性剤の真実①

PRTR制度に指定された界面活性剤は危険？

「PRTR制度」とは、「人の健康や生態系に有害な恐れのある化学物質を指定し、事業者はその排出量などを記録して国に提出、国はそれを集計・公表する」という制度です。

洗剤関係の個人ブログでは、「PRTR制度に指定されている界面活性剤は危険なものだから避けるべき！」と言っているものが多いですが……これは制度のしくみを勘違いしていると考えられます。例えばPRTR制度では、以下の界面活性剤が第一種指定化学物質に指定されています。いずれも現在市販されている洗剤類や化粧品にも頻繁に用いられている成分で、本当に有害で危険な成分であれば、そんなものを大量に使用するのはおかしい話です。

実はPRTR制度では「有害な化学物質」だけでなく「大量消費によって環境負荷が懸念される化学物質」も指定されています。これは、全ての界面活性剤は排出量が多いと水生生物の生態系にダメージを与える懸念があるため、特に使用量が多い成分は排出量や移動量を届け出るように指定されたのです。

PRTR制度で指定されている界面活性剤一覧
直鎖アルキルベンゼンスルホン酸ナトリウム
ドデシル硫酸ナトリウム（アルキル硫酸エステルナトリウム）
ポリオキシエチレンドデシルエーテル硫酸エステルナトリウム（アルキルエーテル硫酸エステルナトリウム）
ヘキサデシルトリメチルアンモニウムクロリド（セトリモニウムクロリド）
ポリオキシエチレンアルキルエーテル

界面活性剤の真実②

界面活性剤の毒性・安全性

また、一部では洗剤などに用いられている界面活性剤には毒性があり、危険なものだと指摘する人もいますが、これも現在日用品や化粧品に配合されているものは、通常の使用では毒性や危険性を懸念する必要はありません。

界面活性剤の安全性については、1970年代には現在は用いられていないいくつかの界面活性剤や添加物が原因で環境が汚染されたという事実があるものの、それ以降世界的に多くの安全性研究が重ねられ、今ではそのような成分は家庭用洗剤や化粧品には配合できなくなっています。

いくつかの書籍には、例えば「直鎖アルキルベンゼンスルホン酸Na（LAS）は誤飲すると死亡する」などのことが書かれている場合があります。確かにこの成分は本書でも何度か触れているように、皮膚刺激にはなりやすい成分ではありますが、「誤飲すると死亡」は明らかに言いすぎです。というのも、LASの急性毒性（LD50）はおよそ2000mg/kg程度で、これは50kgの人なら100ｇを一度に飲み込めば死亡の恐れもある……という数字。日用品で考えれば洗剤濃度20%の食器用洗剤を500ml一気に飲み干すのと等しいのです。普通に生活していたらそんなことは起こりませんし、現実的に普通の洗剤を誤飲して死亡することは考えにくいのです。

毒性については他の成分も同様で、誤飲による死亡リスクや発がん性、環境ホルモンなどを心配する必要はありません。ただし、皮膚刺激は強いものがあるので、特に食器用洗剤などには極力直接触れないように工夫した方が良いでしょう。

PART.3

掃除の化学

「シンプルで、安全な洗剤とアイテム」

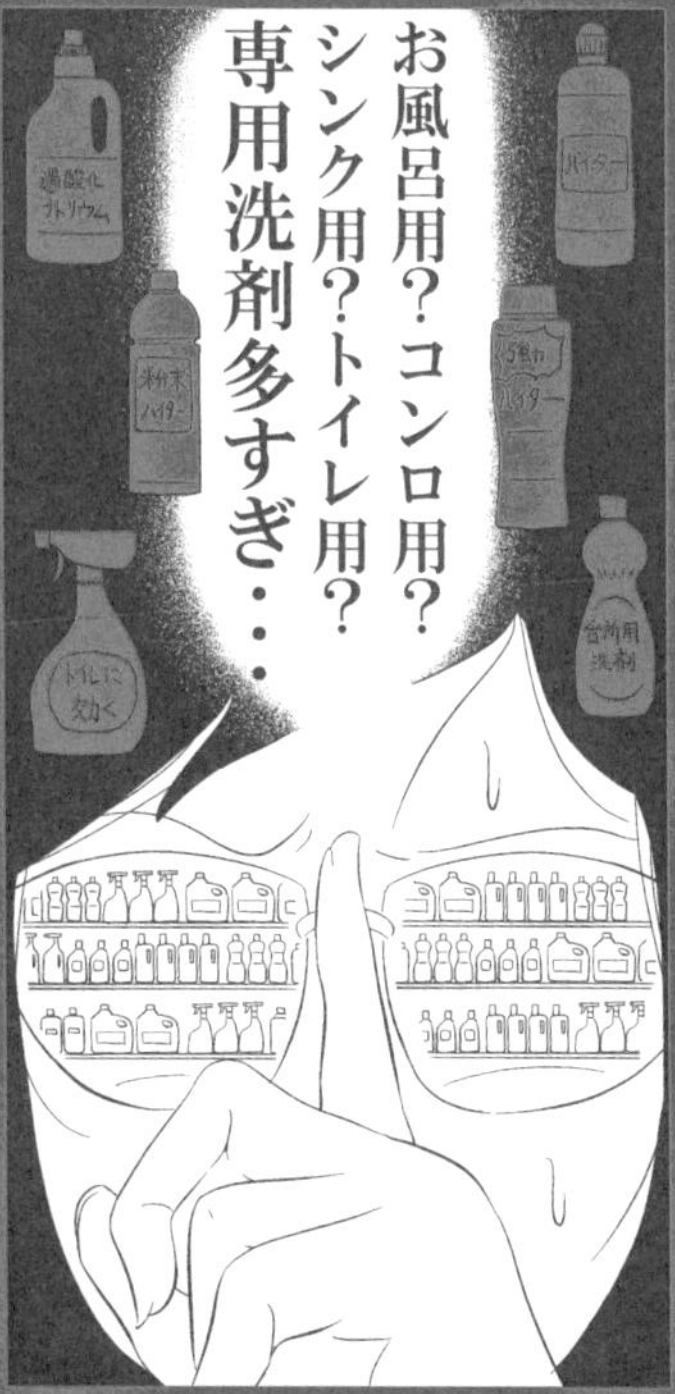
お風呂用?コンロ用?
シンク用?トイレ用?
専用洗剤多すぎ・・・
ハイター
台所用洗剤
過酸化ナトリウム
粉末ハイター
トイレに効く

掃除の化学のなんで

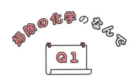

Q1

お風呂洗剤を使えばこすらなくていい？

今日、はじめて
こすらずに
流してみる。
・・でも、
不安だから
パパを先に・・・

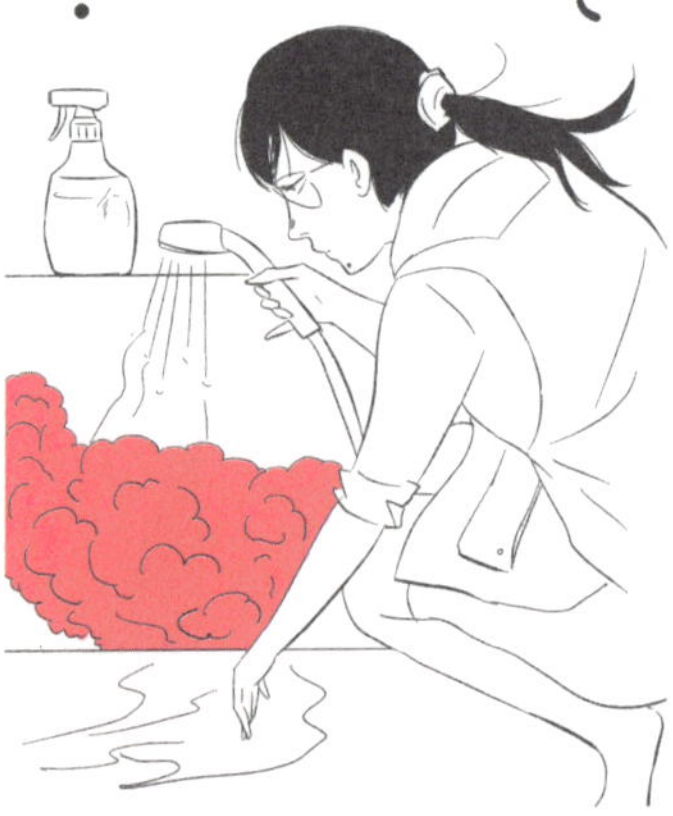

A1

☑ 界面活性剤のしくみ上、こすり洗いはマスト！

☑ 陰イオン系は不要。両性系のマイルドなものを

正解

秒でわかる！

お風呂洗剤は放置プレーより「こすり洗い」が吉

STUDY

スプレーするだけでOK？ お風呂洗剤はこすり洗い推奨

お風呂掃除に手間をかけたくないという主婦の気持ちに寄り添うかのように、「スプレーするだけで汚れが落ちる」と書いてあるお風呂洗剤をよく見かけますが、個人的にはこれには疑問です。なぜなら、**洗剤の主成分である界面活性剤は、汚れを分解したり溶かしたりして落とすわけではなく、“剥がし取って落とす”しくみ**だからです。汚れの表面に界面活性剤がくっついて、徐々に下の方に回り込んでいき、ボコッと剥がし取るようなイメージです。このような現象を専門的に「ローリングアップ」と呼びます。

つまり、**界面活性剤入りの洗剤を上からかけて放置するだけでは汚れは十分には取れず、こすったり振動させたりと、何らかの刺激を与えて界面活性剤の働きを助けなければなりません。**

それでも「スプレーするだけで汚れが落ちる」と表示がしてあるのは、“注意書きの力技”と言えます。表示に「※汚れがひどい時はこすってください」と一言添えれば、堂々と「こすり洗いの必要なし！」と書けてしまいます。浴室用洗剤は**「こすり洗いが一番！」**と覚えておいてください。

STUDY

陰イオン系洗剤は不要？ お風呂洗剤は両性系がお勧め！

界面活性剤の最もポピュラーな成分は「陰イオン界面活性剤」で、そのうち「直鎖アルキルベンゼンスルホン酸ナトリウム」などは、古くからお風呂用洗剤の主成分として利用されてきました。ただ、個人的にはお風呂の浴槽用洗剤としてはこれらの成分はあまり相応しくないのではないかと考えています。

というのも、最近のお風呂用洗剤は洗い流し・泡切れが簡単になるように、極力界面活性剤が低濃度で配合されるようになっていますが、そうだとしてもその後にお湯を張って身体全体が浸かることを考えると、**できるだけ流しやすく、さらにもし流し残しがあったとしても肌への刺激になりにくい成分、例えば「脂肪酸アミドプロピルベタイン」等の「両性イオン界面活性剤」が用いられているお風呂洗剤が理想的**と言えます。洗浄力はマイルドですが、毎日浴槽を掃除するのですから、これくらいで十分です。

実際には多量のお湯に薄まるのでほとんど心配はありませんが、それでも陰イオン系は刺激の懸念のある洗浄成分ですので、浴槽洗剤としては控えたいところです。

汚れを落とすしくみ

汚れを落とすためには界面活性剤の働きが必要です。
どのようにして汚れを落としているのか見てみましょう。

1 汚れに吸いつく

界面活性剤が汚れに吸いつく。

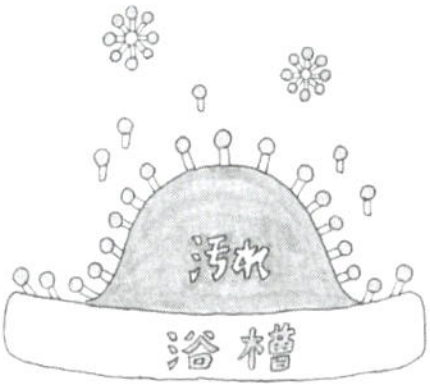
汚れ
浴槽

2 汚れを引き離す

界面活性剤が汚れを取り囲む。こうなるとこする力や水の力で汚れが離れやすくなる。

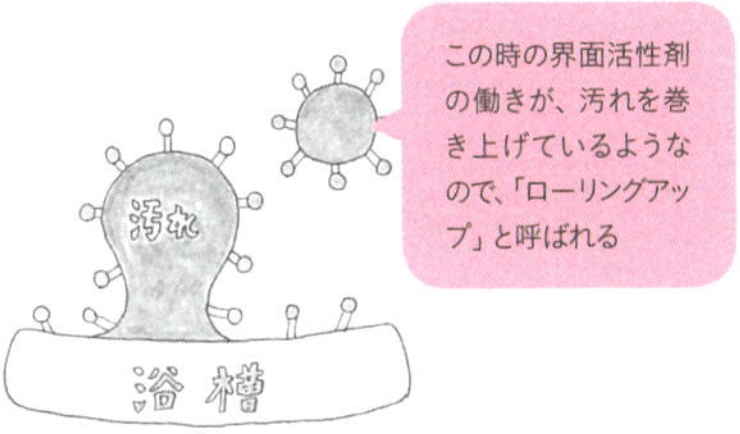
汚れ
浴槽
この時の界面活性剤の働きが、汚れを巻き上げているようなので、「ローリングアップ」と呼ばれる

3 汚れを細かくする

離れた汚れを界面活性剤が分解する。しかも、界面活性剤に取り囲まれているので汚れが付着しない。

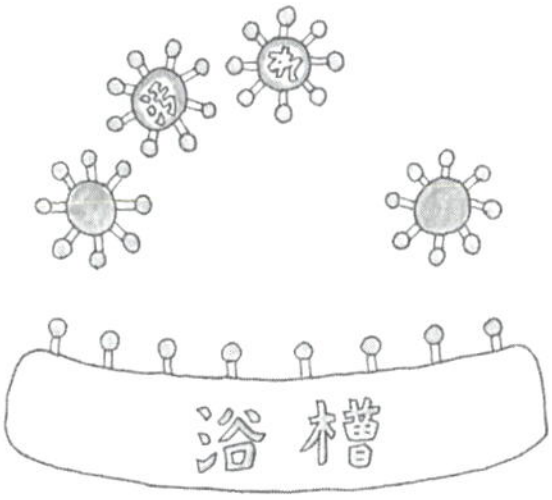
汚
れ
浴槽

4 すすぐ

参考資料：
日本石鹸洗剤工業会公式ウェブサイト「汚れ落ちのプロセス」

POINT

界面活性剤の汚れ落としのメカニズムは化学的な溶解や分解のようなものではなく、「ローリングアップ」と言って物理的に剥がし取るようなイメージです。界面活性剤の洗浄力を十分に発揮するには、しっかりこすり洗いをした方が効果的です。

掃除の化学のなんで

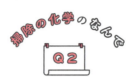

Q2

お風呂洗剤の「キレート剤」って何？

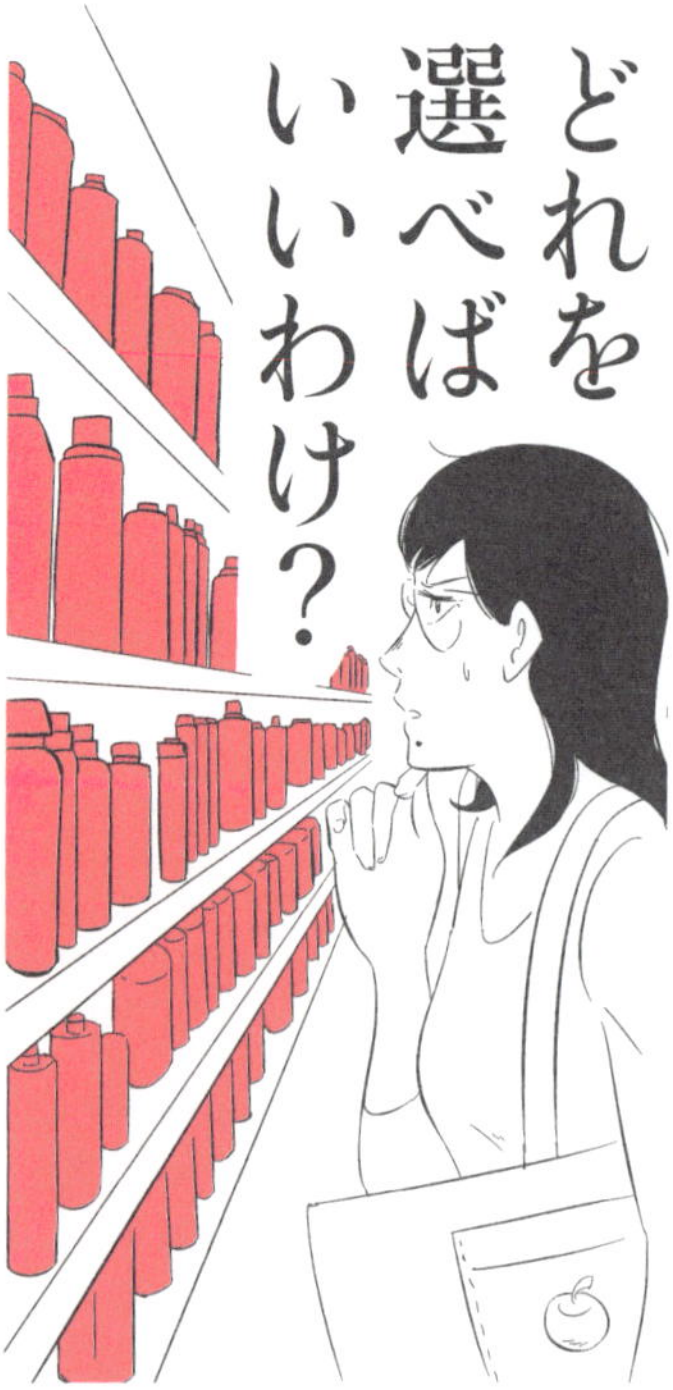

A2

- 界面活性剤の働きを邪魔する「金属イオン」を封鎖する
- 名前はちょっと怖いけど、実は食品にも利用されている

秒でわかる！

正解

洗剤の洗浄力を上げる
界面活性剤の味方成分！

STUDY

水中に含まれる金属イオンは界面活性剤の働きを邪魔する

日本語では**「金属封鎖剤」**と表示されることもある**「キレート剤」**。文字通り、金属の成分を封鎖する成分です。水の中にはマグネシウムやカルシウム、ナトリウムといった、俗に「ミネラル」と呼ばれる様々な金属成分が溶け込んでいますが、このように金属が水に溶けた状態を「金属イオン」といいます。

実は**この金属イオンには、界面活性剤の働きを邪魔してしまう**という特徴があります。界面活性剤の成分が金属イオンと合体することで洗浄力を失ってしまうのです。特に石鹸はわかりやすく、**金属イオンが多く溶けた「硬水」では泡立ちにくくなる**という特徴があります。この特性は石鹸が最も顕著なものの、他の界面活性剤でも多少の影響を受けています。

そんな**界面活性剤の働きを邪魔しないように、金属イオンを優先的にガッチリつかんで離さないようにするのが「キレート剤」の役割**です。界面活性剤とくっつくよりも早くキレート剤が金属イオンを捕縛するため、界面活性剤が十分な洗浄力を発揮できるようになります。

STUDY

ヨーロッパは硬水
日本は軟水

実はキレート剤は**ヨーロッパなど一部の地域では使用禁止**になっています。キレート剤としては「EDTA（エチレンジアミン四酢酸）」や「エチドロン酸」などが有名ですが、これらの成分が自然界で分解されにくい（生分解性が低い）ことが原因です。「そんなものを日本で使っていいの？」と心配する人もいるかもしれません。

ヨーロッパは水質が金属イオンの豊富な「硬水」であり、十分な効果を発揮させるためには日本で使用するよりも圧倒的に多い量のキレート剤が必要になるのです。しかし、日本の水はヨーロッパなどと違って金属イオンの少ない**「軟水」**です。**ごく微量のキレート剤でも十分な効果を発揮することができ、微量であれば分解も可能なため使用が認められています。**

気になるのが人体への影響ですが、安全性は非常に高く、食用のキレート剤も存在します。「キレート○○」などの健康飲料があるほどです。最近ではEDTAなど以外の生分解性の高いキレート剤の開発も進められています。

主なキレート剤成分

キレート剤は「金属封鎖剤」と表示されることもあります。
どのような成分なのか、詳しく見ていきましょう。

キレート剤成分

- EDTA（エチレンジアミン四酢酸）
- EDTA-2Na,EDTA-3Naなど
- エチドロン酸
- エチドロン酸4Na
- クエン酸
- クエン酸Na
- グルコン酸
- ピロリン酸2Na
- ポリリン酸Na　…など

「キレート（chelate）の語源はラテン語で「カニのハサミ」を意味する「chela」という言葉。キレート剤として利用される成分は、下のイラストのように金属の成分と結合しやすい部位を複数持ち、カニのハサミのように金属イオンを捕まえてくれる成分です。複数の部位を持っているため他の成分より優先的に金属イオンと結びつき、強固につかんで離しにくい特性があります。EDTAが最も有名ですが、自然派成分だと「クエン酸」もキレート作用を持っています。

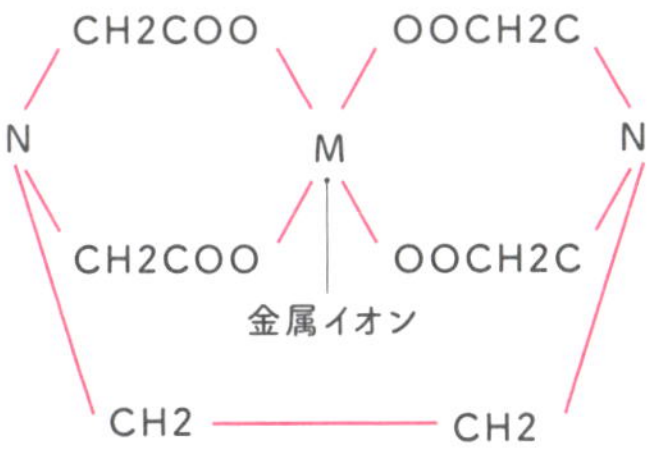

EDTAの構造

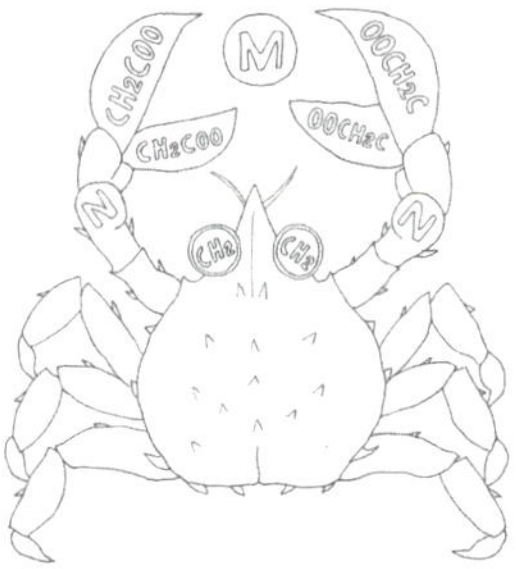

POINT

金属封鎖剤として知られる「キレート剤」は、あまりその全貌が知られていませんが、その作用を知るととても便利な成分だとわかります。金属汚れなどには洗剤のようにも利用できるのでP143を参考に掃除にも活用してみましょう。

掃除の化学のなんで

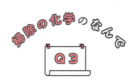

Q3

水垢、石鹸カス…
お風呂汚れの正体って!?

拭いても
拭いても
取れない!
頼むから
落ちて!

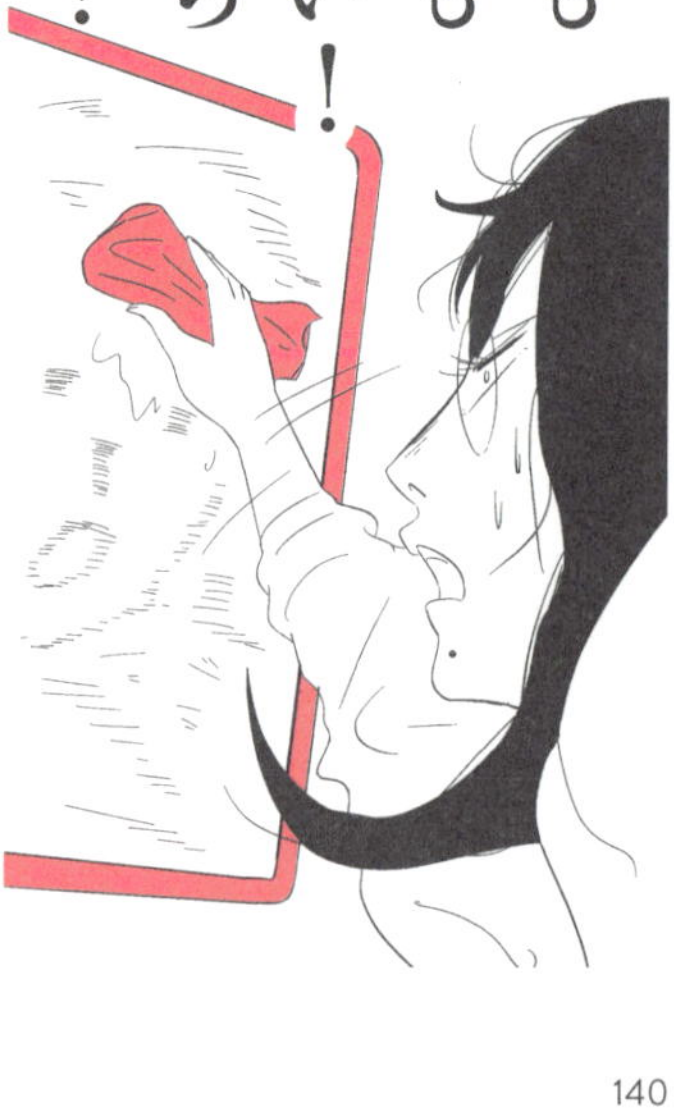

A3

- ☑「水垢」…水道水中の金属成分が析出したもの
- ☑「石鹸カス」…石鹸成分と金属イオンが合体したもの

正解

秒でわかる!

お風呂洗剤は「**弱酸性**」か「**キレート剤**」配合のものが最適!

STUDY

水垢や石鹸カスは「金属イオン」で発生！

お風呂の浴槽や壁、鏡などに白っぽくこびりついた粉状の汚れに見覚えがあるでしょうか。**「水垢」「カルキ」**などと呼ばれる汚れになります。水をかけただけでは落ちず、こすると多少は落ちるものの意外と頑固なのでお掃除が大変ですよね。

頑張って洗ってもしばらく経つと自然と復活するこの汚れは一体何物なのかというと、前ページで説明した**「水道水中の金属成分」が析出したもの**です。水分は蒸発できますが、金属成分は蒸発できないため、このように白色粉末状に残ってしまうのです。**水道水の殺菌処理剤として使われているカルキ（次亜塩素酸カルシウム）が由来の「カルシウム」がその主成分**と言われています。

また、似た汚れで**固形石鹸の石鹸皿などの周辺に集中して発生する白い粉末状の汚れは「石鹸カス」**と呼ばれるものです。これは**石鹸と金属イオンが合体して生じるもの**で、正式には**「金属石鹸」**と呼ばれます。石鹸は本来水に溶けても透明ですが、石鹸水が白っぽく濁って見えるのは、この金属石鹸のせいなのです。

STUDY

お風呂汚れには重曹や石鹸はNG!?

水垢や石鹸カスなどの水場特有の汚れは、主成分がカルシウムなどの金属成分です。これらの汚れは**「アルカリ性」**という特徴から、**アルカリを中和できる「弱酸性の洗剤」が最も効果的**です。さらに136ページで紹介した、**金属成分を優先的に封鎖できる「キレート剤」も非常に有効**です。お風呂場用洗剤の主成分としてEDTAなどのキレート剤が配合されていることも少なくありません。もし洗剤やキレート剤を使いたくない場合は**「クエン酸」**などの成分を薄めて使用しても洗剤の代わりになります。**クエン酸は弱酸性で、さらにキレート作用も持つ成分**です。

ここで注意したいのは、**お風呂汚れには石鹸や重曹などはお勧めできない**ということです。ナチュラル嗜好の成分なので使いたいという気持ちもわからなくはないですが、**石鹸は石鹸カスの原因になりますし、重曹（炭酸水素ナトリウム）などのアルカリ剤には金属イオン成分が含まれるため**です。アルカリ性なので金属汚れには効果もイマイチです。

汚れ別 落とし方一覧

家の中の汚れといっても、場所によって汚れの種類が異なります。どの汚れにはどの洗剤が適しているのかをまとめました。

汚れ別落とし方一覧（住居編）

カビ（黒・赤）

カビのタンパク質を分解する成分が有効。強アルカリ性のハイターなどが最も効く。酵素などもある程度有効。

■ お勧めの洗浄成分

ハイター（アルカリ剤＋次亜塩素酸 Na）、塩素系漂白剤

キッチン汚れ

食用油脂の飛び散りや、酸化した油脂成分の固着がほとんど。通常の油脂汚れは界面活性剤、固着汚れにはアルカリ剤が有効。

■ お勧めの洗浄成分

石鹸、陰イオン界面活性剤、両性イオン界面活性剤、セスキ炭酸ソーダ

タバコヤニ汚れ

タバコのヤニ（タール）汚れは、植物性樹脂で有機溶剤に溶ける。樹脂酸という酸性物質を含むのでアルカリ剤も有効。

■ お勧めの洗浄成分

無水エタノール、セスキ炭酸ソーダ

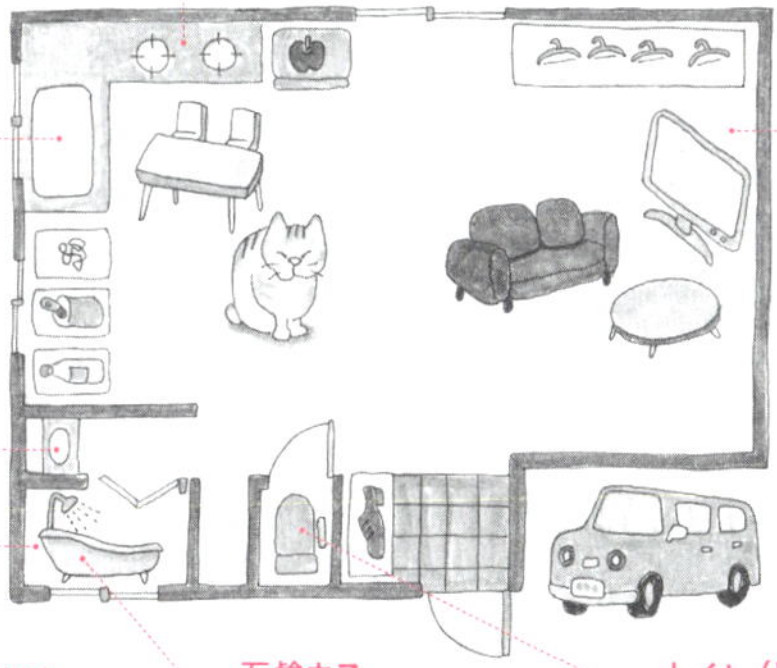

水垢・カルキ汚れ

水道水中の金属成分。金属成分はアルカリ性なので酸系の洗剤やキレート剤が有効。アルカリ性の洗剤はより固着するので NG。

■ お勧めの洗浄成分

クエン酸、キレート剤、弱酸性の洗剤

石鹸カス

石鹸皿の周囲の白色汚れ。水道水中の金属成分と石鹸が合体したもの。水垢と同じ落とし方で OK。

■ お勧めの洗浄成分

クエン酸、キレート剤、弱酸性の洗剤

トイレ（尿石）汚れ

尿中の金属成分が色素を絡めて固着したもの。水垢と同じメカニズム。頑固なものには強酸洗剤を。

■ お勧めの洗浄成分

クエン酸、キレート剤、弱酸性の洗剤、サンポール（塩酸）

POINT

汚れの種類は様々。お勧めの洗剤成分がわかっていれば、余計なものを使う必要はなく、掃除時間も大幅に短縮できます。

掃除の化学のなんで

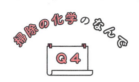

Q4

お風呂のカビには何が効く？

いつの間に増えたの？
許可なく生えてこないで！

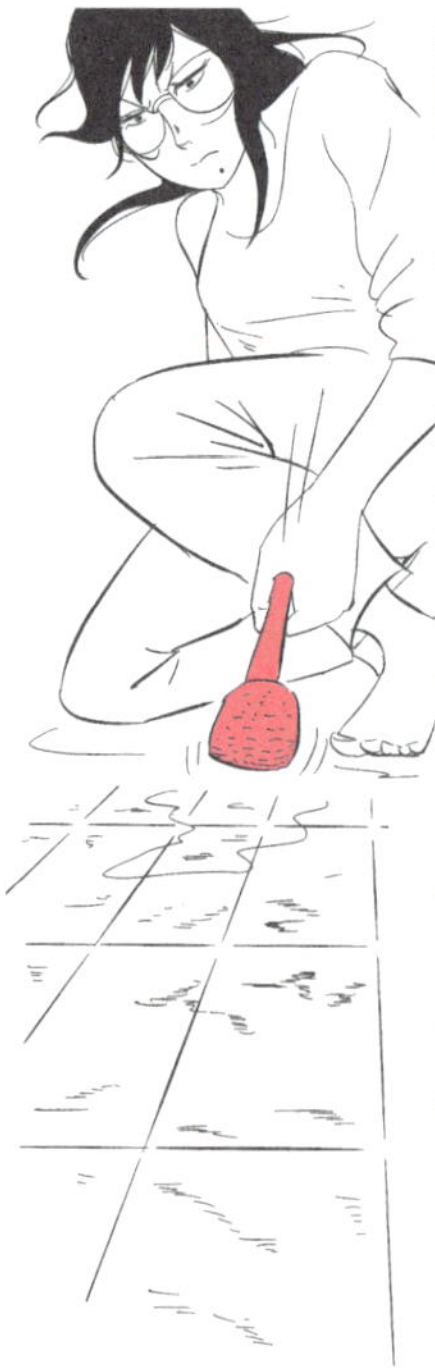

A4

- ☑ エタノールで殺菌はできても
カビの汚れは消えない
- ☑ 煙タイプのお風呂防カビ剤…
優秀だが、「無害」とは言い切れない？

正解

秒でわかる！

強アルカリのハイターで
カビの根っこまで撃退！

STUDY

スプレータイプで狙い撃ち！
こすらず放置でもカビは死ぬ

カビ汚れをキレイにするために最も有効なのは**強アルカリ性で次亜塩素酸塩などを主成分とした「ハイター」**です。カビはタンパク質でできているので、強アルカリに溶けて死んでしまいます。また、次亜塩素酸塩には殺菌効果もありますし、漂白効果があるためカビの汚れを漂白してくれます。

ハイター類の成分は塩素系漂白剤のそれとほぼ同じで、**お風呂のカビ取り用の場合は部分汚れに対応しやすいように泡スプレーになっているのが特徴**です。カビ取り用のハイターは普通の洗剤と異なり、**すぐにこするよりも長い時間を置いた方がカビの根っこまで成分が浸透して効果的**です。すぐに洗ってしまうと根っこが生きていてすぐに復活するなんてこともあります。

ちなみに、カビに対して**「エタノール除菌」**が効果的という情報もありますが、確かに消毒用のエタノールでもカビ自体を殺すことはできます。しかし、**強アルカリに比べれば効果は弱く、根っこが生き残りやすいのと、漂白効果がない**ので、カビの汚れ自体を落とせません。

STUDY

次亜塩素酸塩より安心？
「防カビ燻煙剤」の懸念点

ハイターの主成分である**次亜塩素酸塩は非常に強力な薬品で、酸性の洗剤などと混ぜると有毒な「塩素ガス」が発生するなど取り扱いに注意が必要**な一面があります。

そこで、最近注目されているのが**「煙タイプのお風呂防カビ剤」**と呼ばれるものです。銀イオンをゼオライトに練り込んだ特殊な素材を燻煙にしてお風呂場全体にまとわせることで、**お風呂場全体に抗菌効果を付与できる**という非常に画期的なアイテムです。素材メーカーの資料を確認しても、**次亜塩素酸塩と比較すれば安全性は非常に高い**と判断できます。

ただし、P26にも記載したように、銀はイオン化するととても不安定な状態になるため、**人体に対しても全くの無害と言えるかというと難しいところがある**ように思います。最近では虫歯治療に使われた銀歯が原因で体調を崩す人が増えていたり、銀の金属アレルギーを持つ人もいますので、絶対に大丈夫と言い切ることはできません。色々な成分にアレルギーを起こしやすい体質の人などは注意した方が良いかもしれません。

絶対に混ぜてはダメ! ハイター×酸性洗剤

お風呂の洗剤の表示で「混ぜるな危険!」という文字を
見たことがありませんか？　カビ取りハイターと酸性洗剤は
絶対に混ぜてはいけない組み合わせです。
なぜこの2つが合わさると危険なのかを説明します。

漂白剤に含まれている「次亜塩素酸ナトリウム」の水溶液に、もし塩酸などの強酸性物質を混合すると、**黄緑色の有毒な「塩素ガス」**が発生してしまいます。

$$NaClO + 2HCl \rightarrow NaCl + H_2O + Cl_2\uparrow$$

NaClO	2HCl	NaCl	H_2O	Cl_2
次亜塩素酸ナトリウム	塩酸	塩化ナトリウム	水	塩素

強酸が最も危険ですが、弱酸性との混合でも多少発生する可能性があります。またナチュラルクリーニングで用いられる「クエン酸」は1%でもpHが2.1と酸度が比較的強力なので、もし使用する場合、ハイター類との組み合わせには注意が必要です。

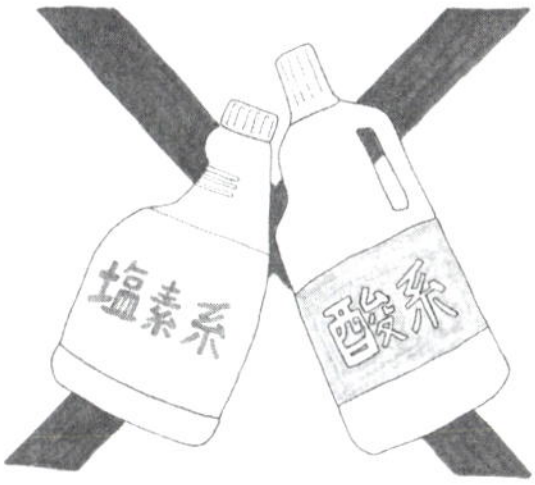

塩素ガスの毒性は極めて強力で、空気中に0.043% (430ppm) 含まれた塩素ガスを30分、もしくは0.1% (1000ppm) を数分間吸入すると死亡する恐れもある猛毒です。0.004~0.006%というごく微量でも肺炎や肺水腫などを引き起こす可能性があります。

POINT

塩素系ハイターが有効なカビ掃除と、酸系洗剤が有効な水垢掃除は別の日に分けて行うか、水垢掃除は酸系ではなくキレート剤を利用した中性洗剤を用いる方が安全です。

掃除の化学のなんで

Q5

お掃除シートは
濡れたもの？乾いたもの？

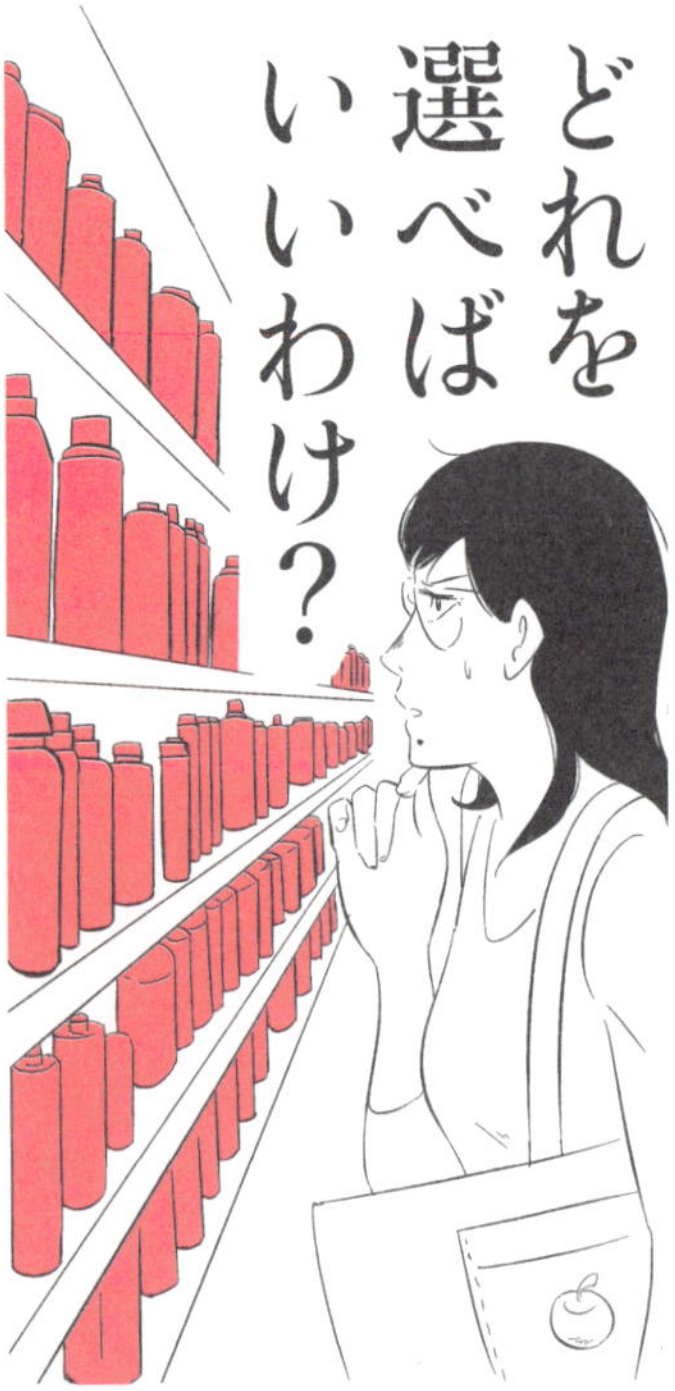

A5

☑ ウェットシートは逆効果!?
成分の蓄積や菌の繁殖が心配

☑ プラスの汚れにはマイナスの静電気を利用して賢く掃除

正解

秒でわかる！
床掃除は**ドライシートで！**
濡らすと雑菌繁殖の原因に

STUDY

菌は水の中でしか増殖しない 湿らせる掃除は菌を増やす!?

汚れを取りながら雑巾掛けもできる掃除用のウェットシート。便利なようですが、実は色々と問題点があります。**ウェットシートはただ水で濡れているだけでなく、成分として「除菌剤」や「洗浄剤」などが配合**されています。しかし困ったことにウェットシートは化粧品ではないので、**除菌剤や洗浄剤の成分名を書く必要がありません。**ですから何が入っているのかは詳しくはわかりません。しかもこれらの成分は揮発してなくなるわけではないので、ウェットシートで拭けば何かわからない成分を床中に塗り広げ、何度も拭けばその度に残って蓄積していく心配も……。特に子どもやペットがいる家では使いたくない気がします。**「アルカリ電解水」**など水とイメージさせて安全性が高そうに見えても、実際には皮膚刺激の強いアルカリ剤が溶けている場合があるので注意が必要です（P81参照）。

そもそも**雑菌は水分がないと生きられないため、乾燥していれば雑菌が繁殖することはありません。**それなのにわざわざ床を濡らしていたら、雑菌にとってうれしい環境を作ってあげているようなものです。

STUDY

ホコリや髪の毛は ドライシートの静電気で吸着!

主な床の汚れは、**髪の毛やホコリ。ホコリの主成分は生き物の表面の皮膚の塊や、カビ・ダニの死骸、生き物の残《ざん》滓《し》みたいなものが集まって**できています。そして、こういった**生き物の体表物質はプラスの静電気を帯びやすい性質があります。**

プラスの静電気を帯びた汚れはマイナスの静電気に引き寄せられます。その力を利用したのが**「ドライシート」**です。ドライシートは**マイナスの静電気を帯びやすい「ポリエステル繊維」でできているため、床の汚れを引き寄せてスイスイ掃除ができる**というわけです。また、ポリエステル繊維そのものが油を吸収しやすい性質を持っているため、油汚れにも強く、掃除の強い味方になってくれます。

乾燥しているものならティッシュでも良いのでは？　と思う人もいるかもしれませんが、ティッシュは「セルロース繊維（綿と同じ素材）」からできていて帯電しにくく、ホコリを吸着する力はありません。

髪の毛やホコリといった日常の床汚れを掃除するアイテムには、**「ポリエステル繊維」や「アクリレート繊維」**でできているかどうかを目安にすると良いでしょう。

素材別 帯電列表

静電気の力を掃除に生かすことができます。
次の表は様々な素材の「帯電性」を序列化したもの。
配置が遠い素材同士は静電気を帯びやすくなります。

帯電しやすい
マイナス（−）に帯電

- テフロン
- 塩化ビニール
- セロファン
- ポリエチレン
- ウレタン
- アクリル
- ポリエステル
- ポリプロピレン
- 白金
- ポリスチレン
- ゴム
- 金
- ニッケル
- 銅
- 銀
- エボナイト
- クロム
- 紙
- アルミニウム
- アセテート
- 亜鉛
- ガラス繊維
- 人などの皮膚
- 木材
- 麻
- 木綿
- 絹
- 鉛
- レーヨン
- ナイロン
- 羊毛
- ガラス
- 人毛・毛皮
- 空気

帯電しにくい（中ほど）

プラス（＋）に帯電
帯電しやすい

帯電列

素材の帯電性を序列化したもの。配置が遠い素材同士ほど静電気を帯びやすくなる。

ちなみに、マイナスの静電気を帯びる繊維は肌に刺激になりやすいので、衣類としてはプラスの静電気を帯びやすい天然繊維（毛・絹・綿）やレーヨン・ナイロンなどがお勧めです。冬場の静電気対策にもなります。

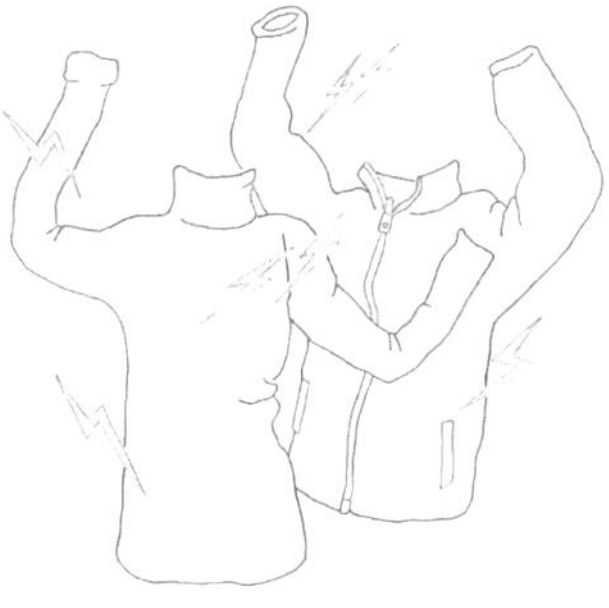

POINT

「ポリエステル繊維」や「アクリレート繊維」でできた掃除シートなら、髪の毛やホコリなどのプラスに帯電している汚れを吸着してお掃除できます。吸着シートは専用のスティックに装着せずに、そのままテーブルなどのホコリを掃除するのにも◎。

掃除の化学のなんで

Q6

キッチンの汚れをキレイにするには？

一番キライなもの。それはシンクの汚れ

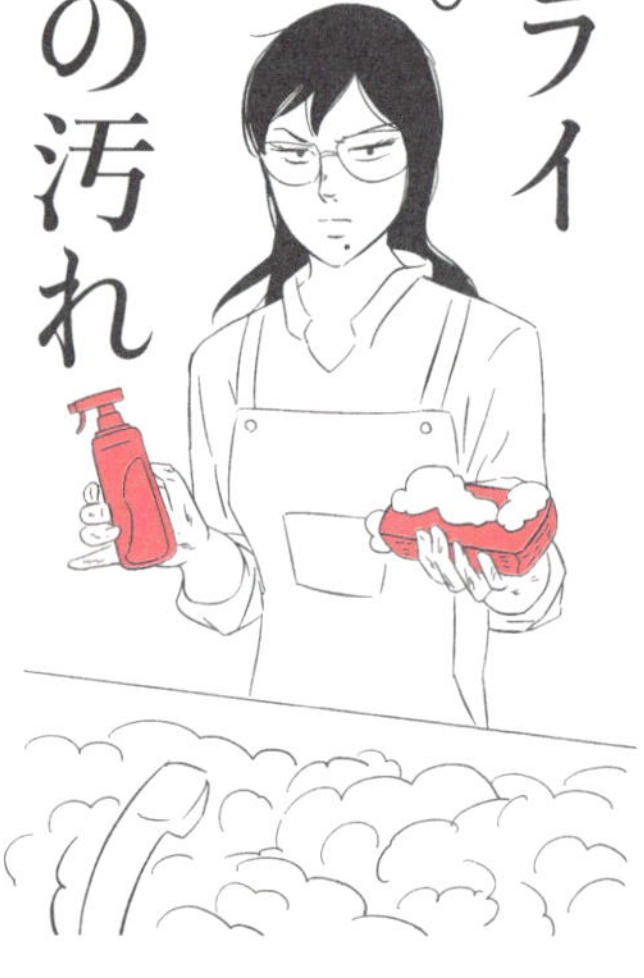

A6

- 油汚れは落ちにくい汚れではない。洗剤選びよりも定期的な掃除を
- アルカリ剤は肌に優しくはない。固まった油にのみ使うように

正解

秒でわかる！

頑固な油汚れは**放置のせい**。**優しい洗剤**で普段からキレイに

STUDY

キッチンの汚れの正体は油脂 固まった油にはアルカリ剤を

キッチンの代表的な汚れといえば、**油汚れ**でしょう。ベタベタ、ギトギトしてなかなか落ちないイメージがありますが、その正体は「**食用油脂**」です。油には様々な種類がありますが、キッチンで使っている油は食用油脂しかありません。

本来、**日常の料理程度で出る油脂汚れなら、洗浄力の高い洗剤を使わなくても手肌に優しい両性イオン系の住居用洗剤をふきんに湿らせて拭くだけ**でもキレイに落ちます。できればキッチンは、汚れたらその都度このようにしてキレイにしておくことをお勧めします。

というのも油脂汚れは**放置すると空気中の酸素によって酸化してしまい、固まって固着汚れになってしまう**からです。こうなると優しい界面活性剤の力のみでは落とし切れず、**アルカリ剤**を使う必要が出てきます。固まった油脂でもアルカリ剤を作用させると**加水分解**という反応が起こり除去できます。ただし、この反応にはある程度強いアルカリが必要なので、**セスキ炭酸ソーダ**や**炭酸ソーダ**を用意しましょう。

STUDY

キッチン汚れに「重曹」は×
アルカリ剤より
洗剤の方が低刺激！

最近では「洗剤（界面活性剤）は良くないものだ」という考えから、固まっているわけでもない普通の油脂汚れにも「**重曹**」や「**セスキ炭酸ソーダ**」を使用する人も増えているのだとか。これらのアルカリ剤は次のページにまとめているようにナチュラル洗剤とはいっても「炭酸水素ナトリウム」や「炭酸ナトリウム」などの化学成分です。重曹の主成分である**炭酸水素ナトリウムは水に非常に溶けにくいのでアルカリの効果も弱く、もはや単なる粉末の研磨剤のようなものですし、キッチン汚れに使用するには不適**です。セスキ炭酸ソーダは炭酸ナトリウムと炭酸水素ナトリウムの混合物で、アルカリもやや強め。固着した油脂汚れもある程度落とせるものの、**手肌に付着すると皮膚表面を溶解してしまう**懸念があります。炭酸ソーダ（炭酸ナトリウム）はさらに強力なので、素手で使用してはいけません。**両性イオン界面活性剤なら素手で触っても刺激はないので、アルカリ剤を積極的に使用するより低刺激な洗剤を使用した方が手肌には優しい**です。

ナチュラルクリーニング成分一覧

自然の成分でお掃除をしよう！ という発想から生まれた
ナチュラルクリーニングには「重曹」「セスキ炭酸ソーダ」
「炭酸ソーダ」「過炭酸ソーダ」「クエン酸」などが
利用されています。これらの成分の性質をまとめました。

重曹

［炭酸水素Na］pH=8.2

微アルカリ性のアルカリ剤。水に溶けにくく、アルカリ性による洗浄剤としてよりも**研磨剤としての効果**の方が高い。手肌への刺激はマイルドだが、洗浄力は高くない。

セスキ炭酸ソーダ

［炭酸Na＋炭酸水素Na］pH=9.8

重曹と炭酸ソーダの混合物。弱い加水分解作用により**油脂汚れ**にある程度有効。弱い皮膚刺激がある。

炭酸ソーダ

［炭酸Na］pH=11.2

やや強めのアルカリ剤で、**油脂**に使用すると弱い加水分解が起こり、ある程度洗浄できる。弱い皮膚刺激がある。

過炭酸ソーダ

［過炭酸Na］pH=10.5

炭酸ソーダに酸素系漂白剤の「過酸化水素」を混合したもの。過酸化水素はアルカリ性で酸化力が上昇するため、**より強力な酸素系漂白剤**となる。皮膚や粘膜への刺激は強力。

クエン酸

［クエン酸］pH=2.1

果物にも含まれる酸味成分。酸性でアルカリ性金属の固着汚れを中和して洗浄できる。キレート作用もあるので**水垢**などには最適。酢酸と異なり比較的低刺激で、かつ無臭。目への刺激は強い。

お酢

［酢酸］pH=2.4

食用酢の主成分。**クエン酸と同様の使い方**で良いが、キレート作用は持たず、揮発性があり刺激臭を放つ。また低濃度なら刺激は弱めだが無刺激ではない。目への刺激は強い。

※pHは全て1%、25℃の値

POINT

これらの成分を使えばキッチンの油の固着汚れなども、ある程度お掃除しやすくなります。ただしナチュラルにこだわりすぎて通常の洗剤類を一切使わずにお掃除するには効果がイマイチだったり、かえって手肌に刺激になる場合もあるので、長所短所を把握して上手く活用しましょう。

掃除の化学のなんで

Q7

トイレ洗剤は専用洗剤を選ぶべき？

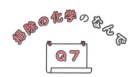

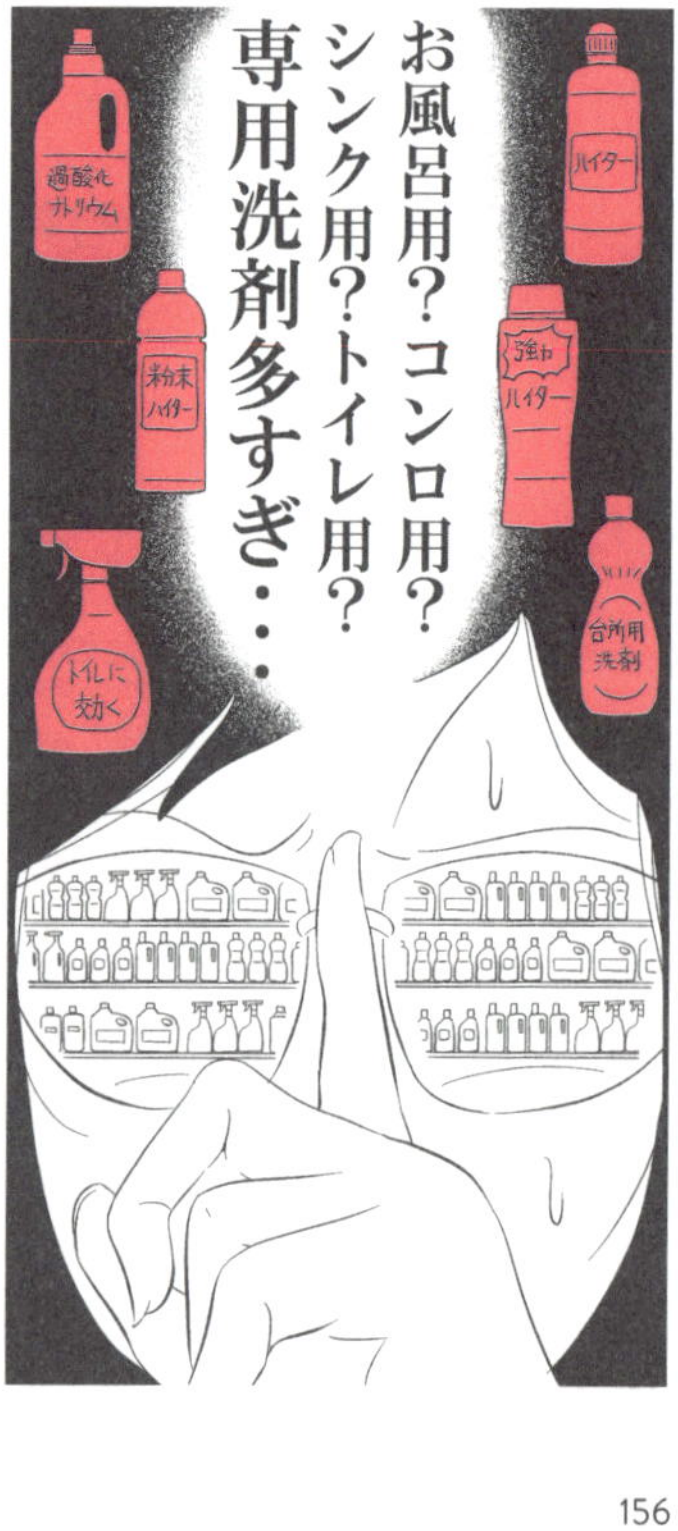

A7

☑ トイレにはお風呂と同じ弱酸性の洗剤がお勧め

☑ 肌に直接触れるトイレの便座。低刺激な洗剤成分を選ぶべし

正解

秒でわかる！

設置式の洗剤で普段からキレイに。尿石汚れには酸性の洗剤を

STUDY

トイレ汚れには酸性洗剤 設置式の洗剤で汚れの予防も

トイレには常に水が溜まっているため、水分を好む雑菌が繁殖しやすくなっています。トイレの水たまりの縁に赤カビなども発生しやすいです。最近では**便器内に押しつけるタイプの便器洗剤**や、**タンクの吐水口に置くだけの洗剤**があるので、これらのアイテムで**普段から清潔にしておくことで、雑菌の繁殖や汚れの付着を抑制**できます。いずれも人体への悪影響はない安全性の高い成分でできています（ただし香料の相性には注意）。

トイレの黄ばみ汚れは「**尿石**」という成分で、尿中のカルシウムなどが黄色い色素などを含んで固まったものです。つまり**アルカリ性汚れのため、お風呂汚れの水垢等と同じく「酸性の洗剤」や「キレート剤」が有効**になります。このため、**お風呂用洗剤とトイレ用洗剤はほとんど同じ成分になっていることがあり、代用して使用することも可能**です。ユニットバスなどでは２種類の洗剤を用意する必要はありません。尿石があまりに濃い場合は、強酸の洗剤を使用するとよく落ちますが、強酸性の「塩酸」が主成分なので、取り扱いには注意が必要です。

STUDY

トイレの便座＆床磨きには両性イオン系のお掃除シートを

Q5で床掃除にはドライシートがお勧めとしましたが、トイレとなると話は別です。トイレの床や便座は意外に尿の飛散などがあるので、さすがにドライシートでの掃除はお勧めできません。

トイレ掃除には、**トイレの床も便座も拭けるようなウェットタイプのシート**を使うと良いでしょう。そういった商品には洗浄成分が染み込ませてあり、汚れを落としやすいように作られています。その中でもやはりお勧めなのは**「非イオン界面活性剤」が配合されているタイプ**です。非イオン界面活性剤は皮膚刺激を持たない非常に低刺激な洗浄成分なので、肌に触れても安心感が高くなります。

陰イオン系の洗剤やアルカリ剤が染み込んだシートもありますが、これらの成分だと皮膚刺激が懸念されます。直接座る便座を拭くことや手で触れることを考えると、できるだけ刺激の少ない洗浄成分を選びたいところです。あとは、ちゃんと**トイレに流せる仕様**になっているのかも大切です。流せない仕様のものを流してしまうと、つまりの原因にもなるので注意しましょう。

トイレに「置くだけ」「スタンプするだけ……」
設置型洗剤のしくみ

トイレ用洗剤に見られる「置くだけ」「スタンプするだけ」の
設置型洗剤。なぜ設置しているだけでトイレの汚れを
防ぐことができるのでしょうか。製品のしくみを簡単に解説します。

基本のしくみ

洗剤溶液（コーティング剤）が微量ずつ溶け出して、アルカリ性の尿石を付着しにくくする。洗剤溶液が水たまりに溜まるので、掃除時に他の洗剤を使用しなくても手軽に洗える。

置くだけ式

手洗い付きタンクのみ

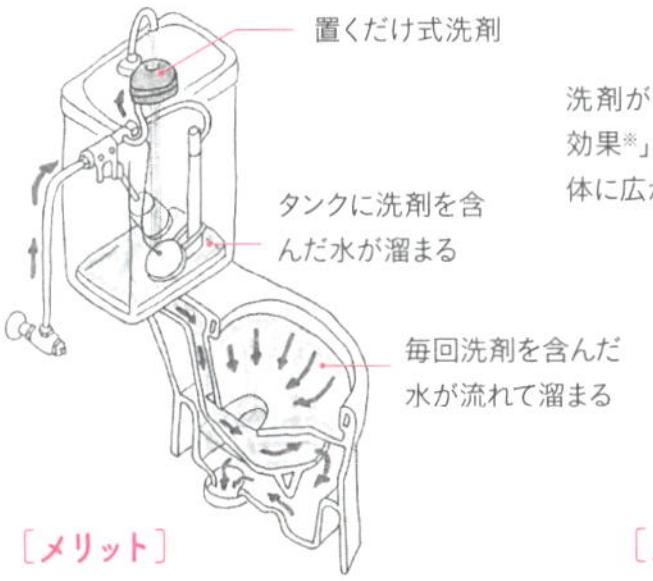
置くだけ式洗剤
タンクに洗剤を含んだ水が溜まる
毎回洗剤を含んだ水が流れて溜まる

［メリット］
- 全体に一様に洗剤液が行き渡る

［デメリット］
- 手洗い付きタンク式にしか設置できない
- デザイン面で景観を損ねる可能性も

スタンプ式

タンクレスでも可

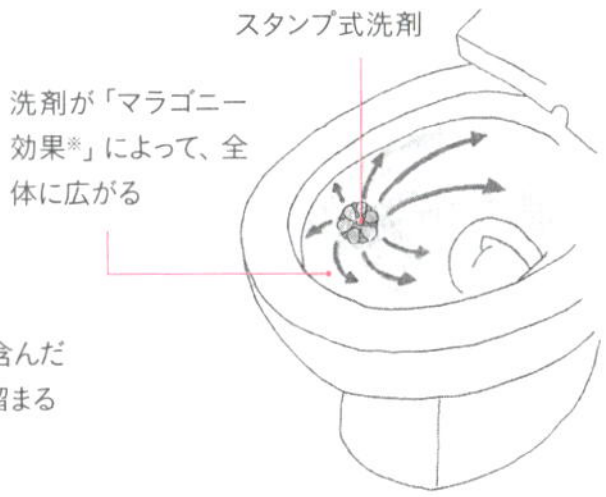
スタンプ式洗剤
洗剤が「マラゴニー効果※」によって、全体に広がる

［メリット］
- タンクレスでも設置できる
- 目立たないので外観を損ねない

［デメリット］
- マラゴニー効果で全体に行き渡るが、多少のムラがある

※マラゴニー効果：界面活性剤が高濃度に溶けた溶液と何も溶けていない水が接した際に、界面活性剤が全体に均一に行き渡ろうとする働きのこと。

POINT

各設置式トイレ洗剤は芳香剤の役割も果たしていますが、基本的には洗浄剤の役割の方が大きいです。日頃から尿石の蓄積を防ぐようにしておくと、たまのお掃除が簡単になるので自宅のトイレに合った製品を使ってみると良いでしょう。

掃除の化学のなんで

Q8

たばこのヤニ汚れって何？落とし方は？

どう違うの？
どっちが正解？
誰か、教えて
くれない？

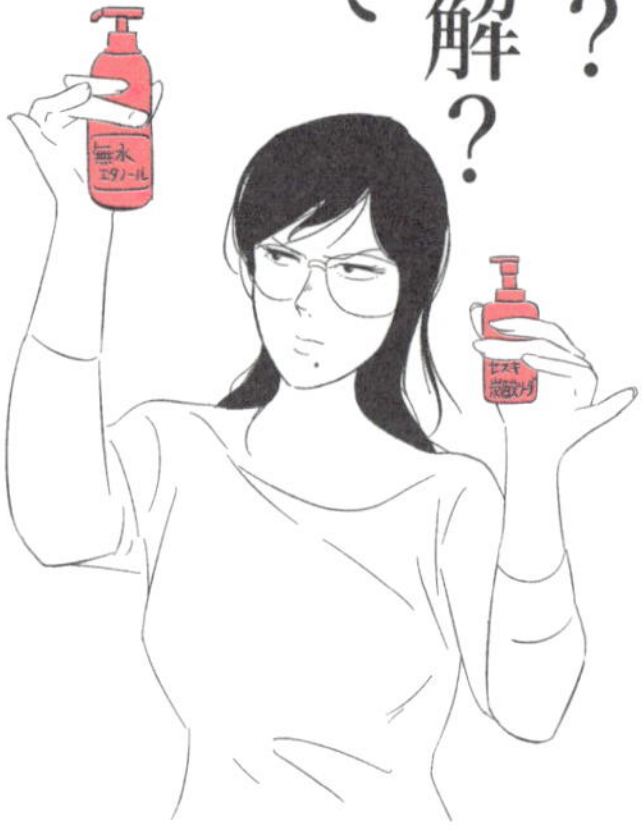

A8

- タバコ汚れの主成分は
タール（植物性樹脂）
- 樹脂は固まっているので、
界面活性剤では落としにくい

正解

秒でわかる！

固まった植物性樹脂汚れには、
「**無水エタノール**」「**アルカリ剤**」が効く

STUDY

タバコ汚れの正体は「タール」樹脂が固まってベタベタに

タバコ汚れのことを「ヤニ汚れ」と言いますが、その正体は**タバコに含まれる「タール」**です。**タールはタバコ中に含まれる樹脂状の油性物質**で、主成分は**「樹脂酸」と呼ばれる酸性物質とエステル類など**で構成されていると言われています。**基本的に固まった油性物質のため、界面活性剤のみで落とすのは難しい**です。

このようなヤニ汚れを落とす方法は主に２種類が考えられます。１つは**ヤニ汚れに含まれる樹脂酸を「アルカリ剤」で中和して溶解**させて落とす方法です。**アルカリ剤としてはセスキ炭酸ソーダ程度のアルカリ度は必要**です。**アルカリ剤を水に溶かして、スプレーにして拭きかける**と落としやすいです。ただし、樹脂酸はヤニ汚れの全てではなく一部の成分のため、アルカリ剤を使ってもキレイに落ちない場合も十分考えられます。

汚れ落ちがイマイチな場合は次ページの無水エタノールを試すか、アルカリ性の酸素系漂白剤（過炭酸Na）で漂白してしまう方法もあります。ただし、汚れの付いた壁などに模様がある場合は注意しましょう。

STUDY

ヤニ汚れには有機溶剤も有効「無水エタノール」がお手軽

ヤニ汚れの樹脂成分は「有機溶剤」に溶けることでも知られています。有機溶剤というと、身近なものだと**「無水エタノール」**や除光液に含まれる「アセトン」などがあります。テレビで紹介されているお掃除術でよく出てくる「ミカンの皮」も実は有機溶剤の「リモネン」を含んでいるので油分や固着汚れを落とすことができます。ただ、アセトンやリモネンは、通常のプラスチックや壁紙の塗装なども溶かしてしまう可能性が高いため、**一番使いやすいのは「無水エタノール」**です。薬局などでも安く手に入るので入手しておきましょう。水を加えて使えば消毒用にもなります。

無水エタノールは**有機溶剤としての溶解力は低めですが、壁紙などの塗装を溶かしにくい**ので遠慮なく使用できます。**揮発して乾きやすいのと、人体への毒性も低い**のが魅力です。

ただし、ヤニ汚れの固着具合によってはエタノールの力が及ばない可能性もあるので、アルカリ剤やその他の溶剤と組み合わせて頑固なヤニ汚れを撃退しましょう。

タバコ汚れの落とし方

落ちないというイメージのある頑固なヤニ汚れの
落とし方を解説します。

原因　**タール**　タールは植物性の樹脂で、「樹脂酸」と「エステル類」などが含まれる。

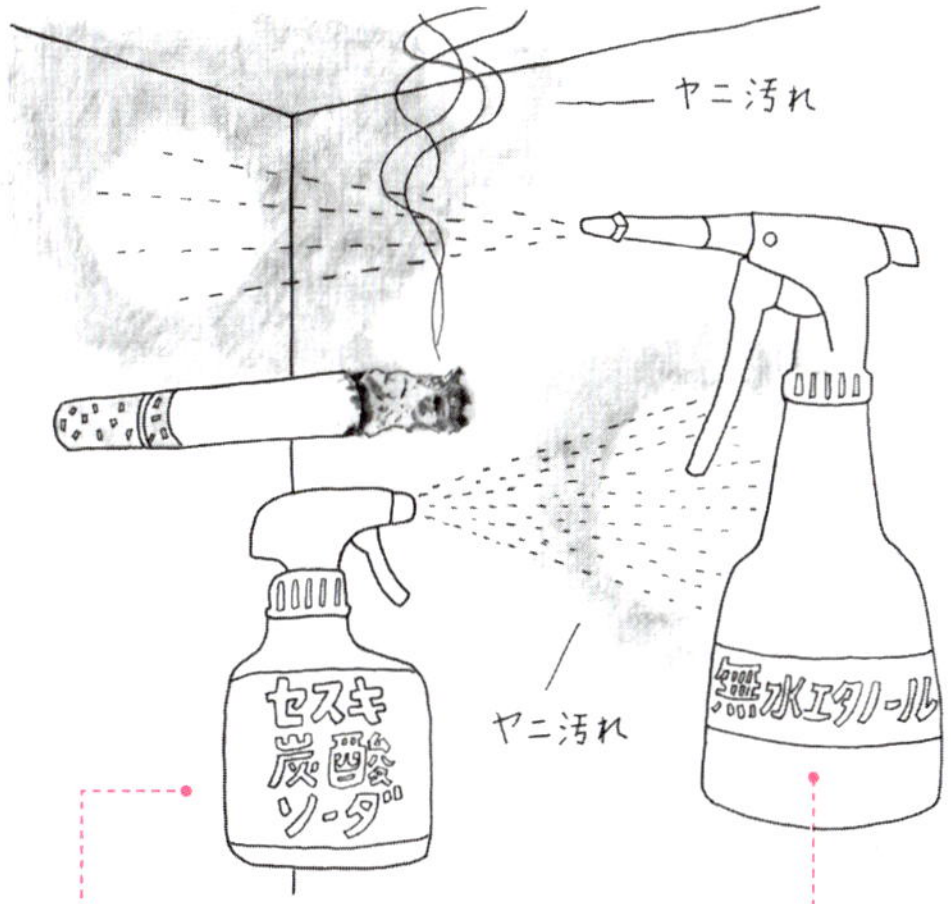

1 アルカリ剤

樹脂酸を中和して溶解させて落とす方法。セスキ炭酸ソーダ程度のアルカリ度が必要。炭酸Naは漂白効果が高いので注意。

2 無水エタノールなど

樹脂成分が有機溶剤に溶ける作用を利用して落とす方法。アセトンやリモネンは壁紙の塗装なども溶かしてしまうので無水エタノールが使いやすい。

POINT

タバコのヤニ汚れの原因は、樹脂状の固まった油です。頑固な汚れですが、アルカリ剤・有機溶剤によって落とすことは可能です。ただ、漂白効果が強すぎたり、力が及ばなかったりするので組み合わせを考えるなどして調整してください。

KAZUNOSUKE USE

秒でわかる!

水垢も石鹸カスも落とすのに低刺激

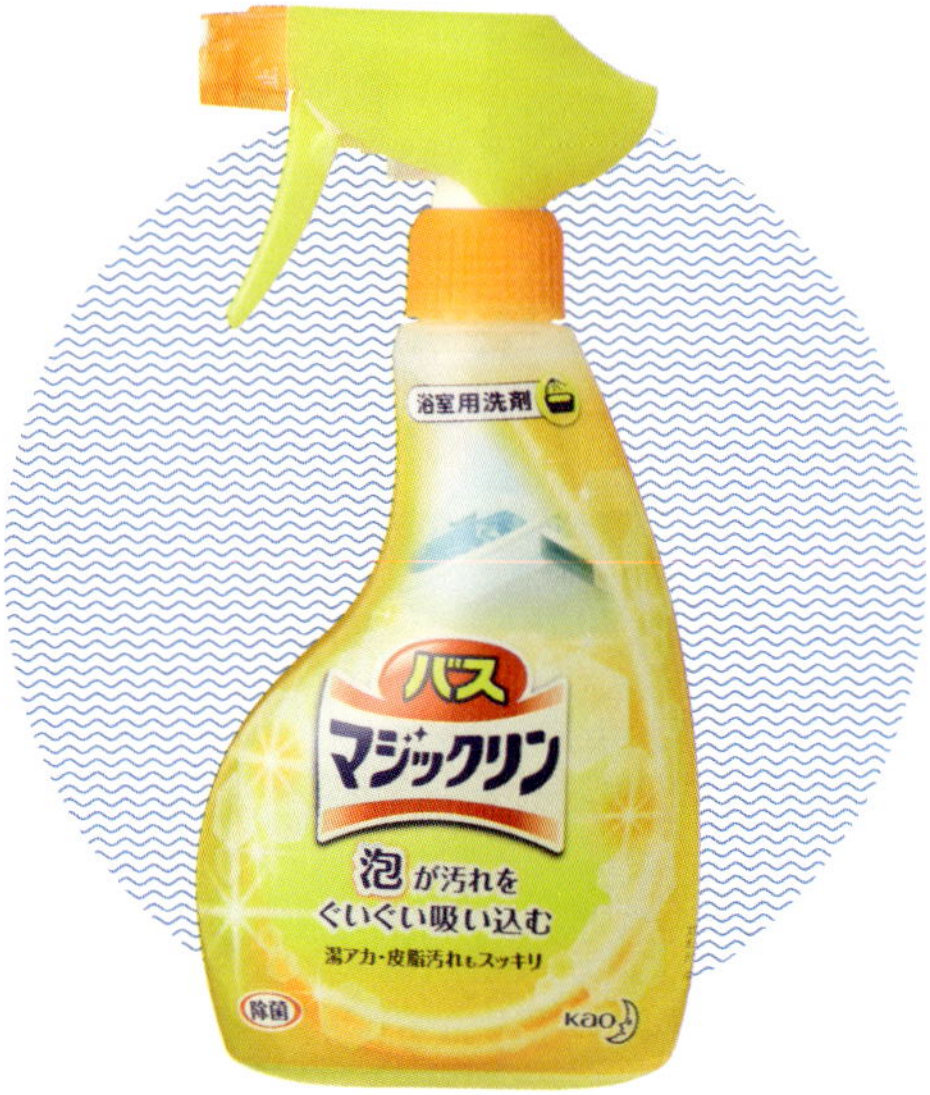

ITEM

花王

バスマジックリン

泡立ちスプレー

かずのすけ注目POINT

両性イオン系の脂肪酸アミドプロピルベタインを主成分として配合しており、洗浄成分は非常にマイルドです。濃度も7%と低めで、流し残しが発生しにくいのも◎。さらにキレート剤を多めに配合して水垢汚れを落としやすくする工夫も。

COMPONENT

成分解析

両性イオン洗剤+キレート剤で水垢汚れを優しく落とす

成分

- ☑ 界面活性剤（7％脂肪酸アミドプロピルベタイン）、
- ☑ 泡調整剤、金属封鎖剤

HP記載全成分

水、ブチルカルビトール、エチレンジアミン四酢酸ナトリウム、脂肪酸アミドプロピルベタイン、ポリオキシエチレンアルキルエーテル、アルキルエーテル硫酸エステルナトリウム、塩化ベンザルコニウム、純石けん分（脂肪酸ナトリウム）、クエン酸ナトリウム、香料、着色剤

液性：中性

ITEM 01

意外な主役は「キレート剤」お風呂汚れがよく落ちるワケ

こちらの洗浄成分は、界面活性剤の「脂肪酸アミドプロピルベタイン」。これは両性イオン系の洗浄剤で、肌への刺激だけでなく洗浄力もマイルド。両性イオン界面活性剤は弱酸性では柔軟剤の性質を持ってしまうため、バスマジックリンは中性だが、お風呂の水垢汚れや石鹸カスなどにも非常に有効。その理由は多めに配合された「キレート剤」（エチレンジアミン四酢酸ナトリウム）で、キレート剤の金属封鎖作用によって水道水の金属成分や金属石鹸を水溶性に変え、流しやすくしている。

KAZUNOSUKE USE

秒でわかる!

強力な殺菌力と漂白効果でカビ汚れに効く

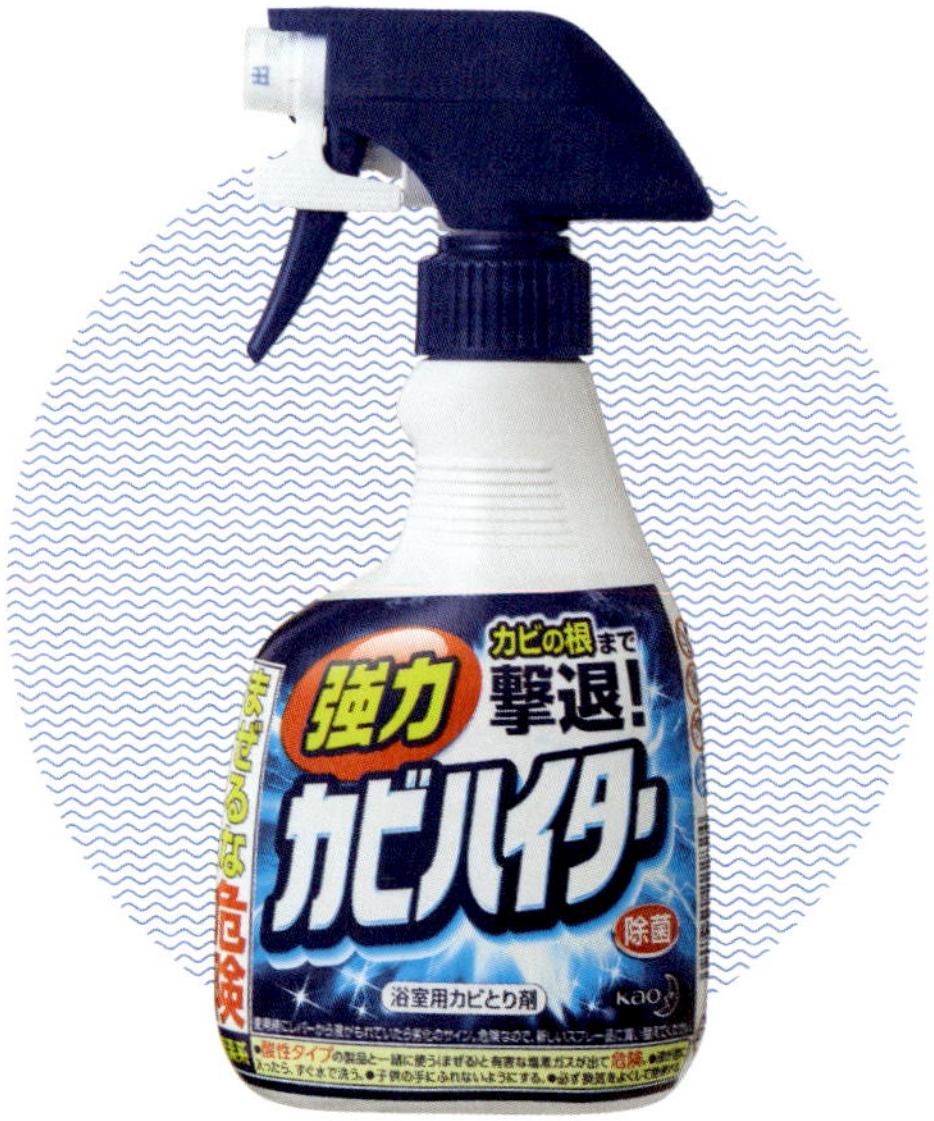

ITEM

花王

強力カビハイター

かずのすけ注目POINT

お風呂含め水場のお掃除にはカビハイターも1本は持っておきたいところです。カビ汚れに最も有効なのは「アルカリ剤＋次亜塩素酸塩」のコンボ。泡が長時間持続するのでカビの根っこにも◎。

COMPONENT

成分解析

界面活性剤よりも「次亜塩素酸塩」実は漂白剤と同じ成分

成分

☑ 次亜塩素酸塩、水酸化ナトリウム（0.5%）、☑ 界面活性剤（アルキルアミンオキシド）、☑ 安定化剤

HP記載全成分

水、次亜塩素酸塩、キシレンスルホン酸ナトリウム、アルキルアミンオキシド、純石けん分、直鎖アルキルベンゼンスルホン酸ナトリウム、ポリエチレングリコール硫酸エステルナトリウム、水酸化ナトリウム、香料

液性：アルカリ性

ITEM 02

強力アルカリと次亜塩素酸塩がカビを根っこから撃退！

こちらの主成分は「次亜塩素酸塩」。界面活性剤なども配合されているが、主成分が次亜塩素酸塩である時点で、界面活性剤が優しい成分かどうかは何の意味も持たない。

次亜塩素酸塩は家庭用品に用いられる薬品の中では最も強力な「酸化剤」で、白物専用の漂白剤にも同じ成分が用いられている。

色素を破壊するのと同じ要領でカビの菌などを殺菌するので、黒カビのカビ汚れなども同時に漂白できるため一石二鳥。

KAZUNOSUKE USE

秒でわかる!

尿石を防いでどんなトイレも汚れにくくする

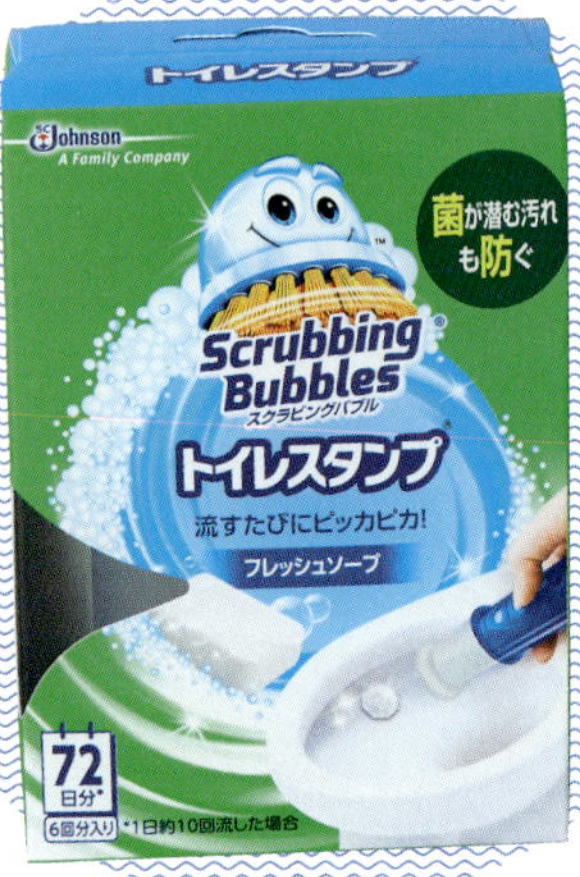

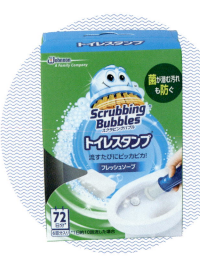

ITEM

ジョンソン

スクラビングバブル

トイレスタンプ

かずのすけ注目POINT

設置型のトイレ用洗剤は他社製のものもありますが、タンクレスだと取り付けられないものもあるため、トイレの形を選ばない点でトイレスタンプクリーナーが優勢。弱酸性コーティングで尿石を防ぎ、マラゴニー効果でトイレ全体の汚れの蓄積を防ぎます。

COMPONENT

成分解析

尿石を防ぐ弱酸性のコーティングがトイレ全体を汚れにくく

成分

☑ 水、☑ ポリオキシエチレンアルキルエーテル、☑ グリセリン、☑ 香料、☑ ポリエチレングリコール、☑ ポリマー、☑ 鉱油

液性： **弱酸性**

ITEM 03

尿石の蓄積を防ぐには「弱酸性」キレイなトイレは日々の積み重ねから

こちらはトイレを全く汚れなくするわけではないが、取り付けると取り付けないではトイレの汚れ方が大きく違う。尿中の金属成分が固着する「尿石汚れ」は便器の壁を弱酸性に保つことで予防できる。本品では非イオン系洗浄成分のポリオキシエチレンアルキルエーテルの分散作用を利用した「マラゴニー効果」で、水が流れた瞬間に便器壁全体に弱酸性のポリマーを含んだ洗浄液成分が行き渡るようになっている。これで尿石の蓄積を防いで汚れにくくするというしくみ。

著者：かずのすけの見解です。

KAZUNOSUKE USE

秒でわかる!

低刺激で肌に触れても安心

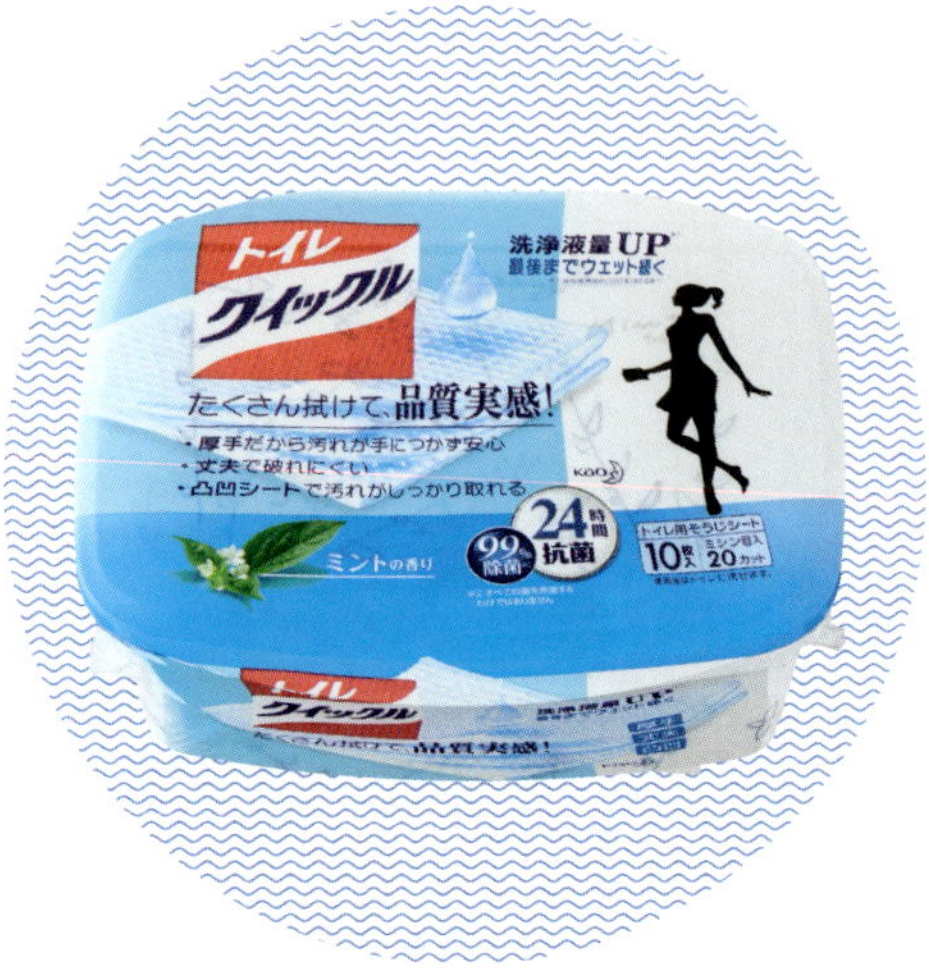

ITEM

花王

トイレクイックル

かずのすけ注目POINT

トイレのお掃除の際に素手で触れたり便座を拭くことを考えると、成分が手肌に低刺激な構成になっているのは重要で、本品には非イオン系洗剤の「アルキルグリコシド」が採用されています。トイレにそのまま流せるのも◎。

COMPONENT

成分解析

優しい非イオン系と除菌剤 シンプル成分で清潔に

成分

☑ 界面活性剤（アルキルグリコシド）、☑ グリコールエーテル、☑ 安定化剤、☑ 除菌剤、
シート材： ☑ パルプ

ITEM 04

素手で触ってもしみない 座っても痒くならない良質の成分

拭き取りシートのトイレクイックルは、普段のちょっとした汚れから、便器・便座・床拭きと本格的なトイレ掃除まで対応できる手軽さと万能さが売りの商品。

　私も長く使用しているが、特に気に入っているのは素手で触ってもしみることなく、肌が触れる便座を拭いても安心な成分が主成分になっていること。

　非イオン系界面活性剤の「アルキルグリコシド」は極低刺激の洗浄成分なので、いちいちゴム手袋などをはめて触れる必要もない。

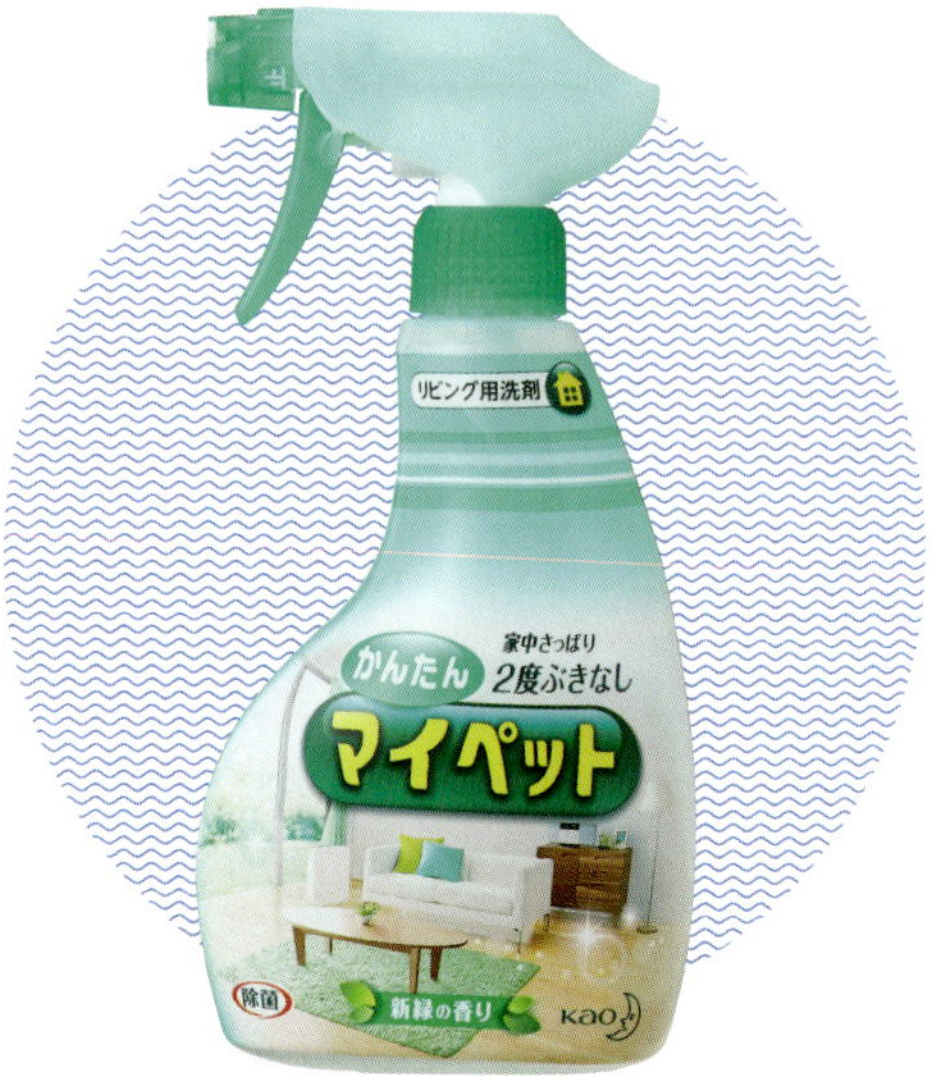

秒でわかる！

迷ったらこれ！家中のお掃除に対応

ITEM
花王

かんたんマイペット

かずのすけ注目POINT

本品はキッチン周りの油脂汚れを落としやすい弱アルカリ性で、ペットなどが舐めても安心の両性イオン系であることがお勧めポイント。エタノール高配合で揮発性も抜群。キッチン周りだけでなくテーブルや玩具などの除菌にも。

COMPONENT

成分解析

主成分は両性イオン界面活性剤 ペットがいても 気軽に使える安心感

成分

☑ 界面活性剤（0.2% アルキルアミンオキシド）、☑ 泡調整剤

HP記載全成分

［水、エチルアルコール、グリコールエーテル、アルキルアミンオキシド、アルキルグリコシド、塩化ベンザルコニウム（、エタノールアミン、クエン酸塩、香料］

液性：弱アルカリ

ITEM 05

1本あると掃除が捗る！ 日常汚れにマイペット

キッチン汚れは油脂汚れが基本なので、弱アルカリ性の洗剤があると掃除が楽。ペットや小さい子どもが舐めてしまった時にも安心の両性イオン界面活性剤（アルキルアミンオキシド）を主成分として配合（固着汚れにはP153を参考にアルカリ剤を用意）。キッチン周りだけでなく、ダイニングテーブルや子ども用の玩具の除菌にも活用できる。

　窓や鏡や床などを拭く時にも使用したり、日常的な汚れに対応していて使い勝手が良い。

KAZUNOSUKE USE

秒でわかる!

静電気の力でピカピカ床掃除

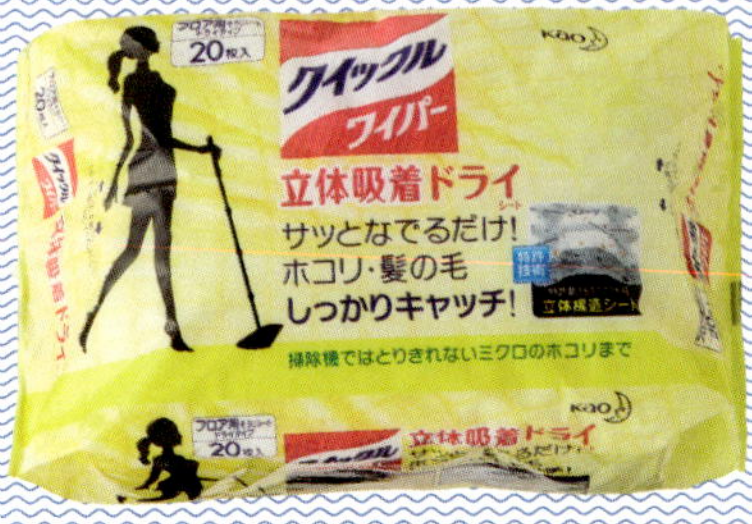

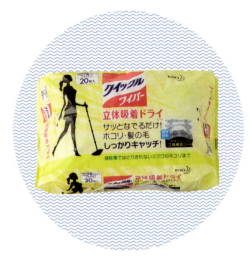

ITEM
花王

クイックルワイパー

立体吸着ドライシート

かずのすけ注目POINT

ドライシートのメリットは非常に多く、侮ってはなりません。静電気により床汚れをビシッと吸着できる他、化学成分の残留が一切なくペットや小さい子どもにも安心。床のワックスを落とす心配もなく、床を濡らさないため雑菌の繁殖を抑制できます。

COMPONENT

成分解析

床の汚れは
プラスの静電気由来
マイナスの静電気で吸着！

成分

☑ 流動パラフィン

シート材質： ☑ ポリエステル、ポリプロピレン

ITEM 06

水拭きは菌を繁殖させるかも!?
ドライシートで乾燥掃除が正解

ウェットシートには色々な成分が含まれているため、成分の残留や足裏への刺激などが気になるが、ドライシートにはその心配はない。しかもドライシートはマイナス帯電性の「ポリエステル繊維」をシート状にしており、プラス帯電性のホコリや花粉、髪の毛などを吸着するメカニズムで、汚れの吸着性が非常に高い。流動パラフィン（ミネラルオイル）を微量に染み込ませているので多少の油汚れも落とせる。ウェットシートでは湿り気がかえって雑菌の繁殖を招く懸念も。

シャワーヘッドで肌、髪のダメージ改善!?

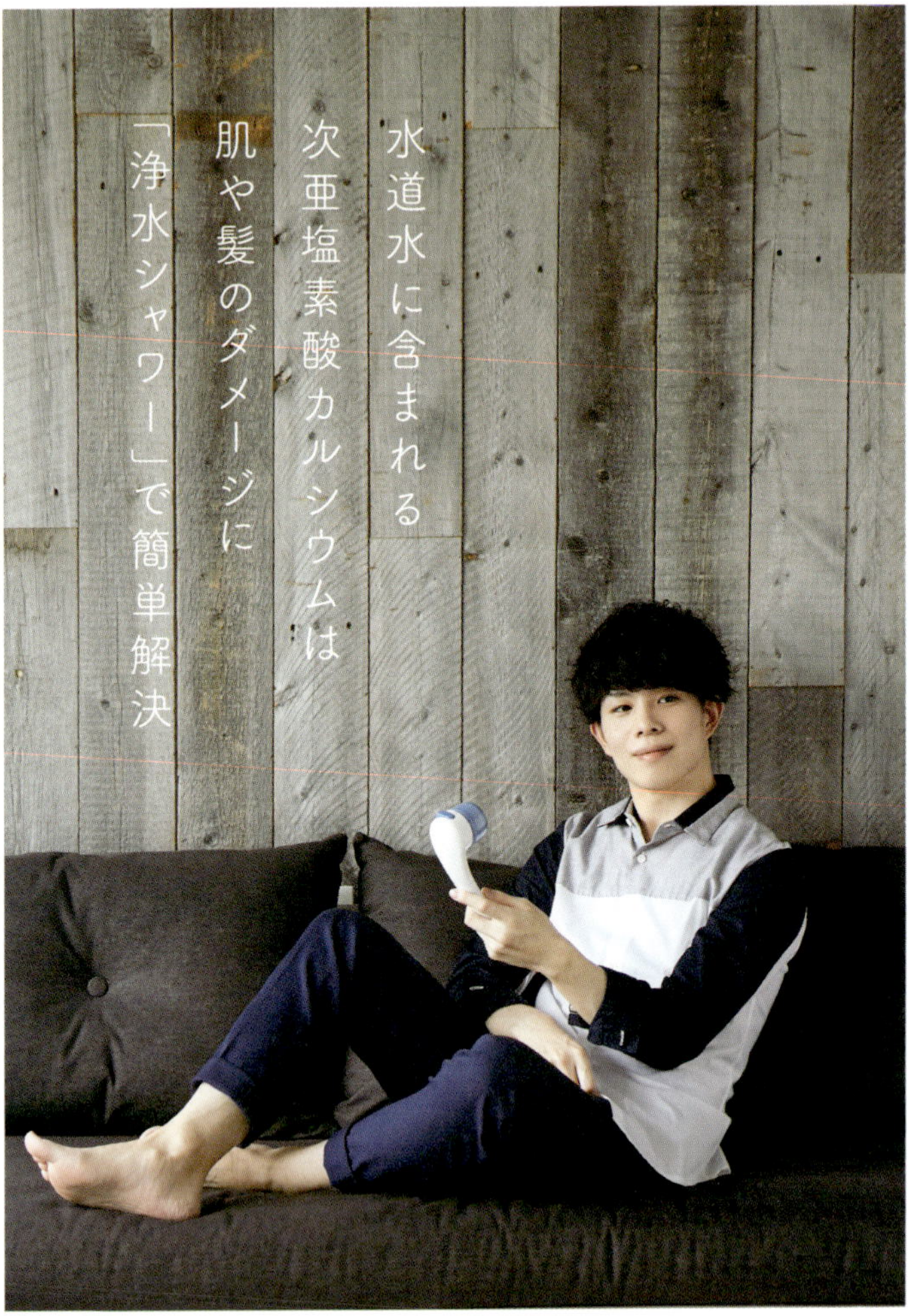
水道水に含まれる
次亜塩素酸カルシウムは
肌や髪のダメージに
「浄水シャワー」で簡単解決

旅行先や引っ越し先で突然肌や髪の調子が悪くなる経験をしたことがある人がいるかもしれません。化粧品やシャンプーは同じものを使っているのに、なぜ？　と思ったら、その原因は「水道水」にあるかもしれません。含まれる塩素消毒剤（次亜塩素酸カルシウム）が濃いと肌や髪ダメージになるので、気になる人は「浄水シャワー」を設置しましょう。

PART.4

ケアする化学

「ヘアケア & ボディケアアイテム」

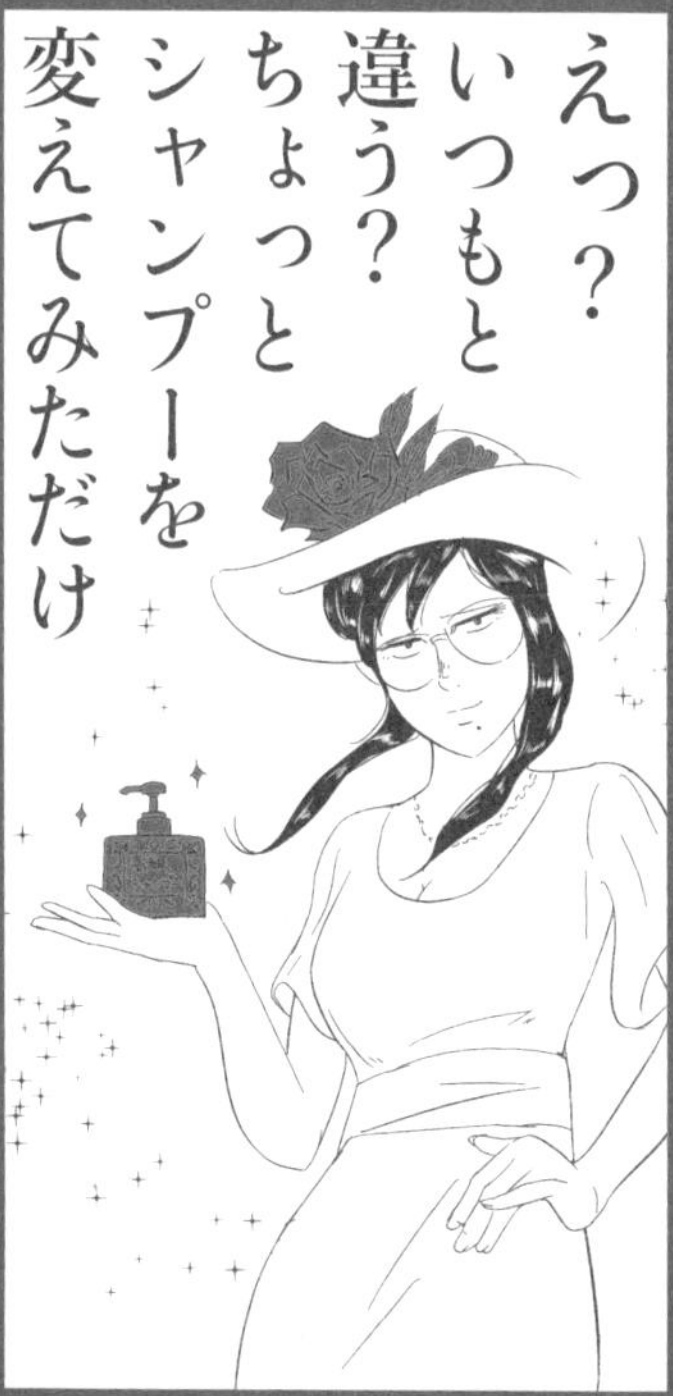
えっ？
いつもと
違う？
ちょっと
シャンプーを
変えてみただけ

ケアする化学のなんで

Q1

歯みがき粉の正体って何？

この泡がないと、磨いた気にならないんだよねー

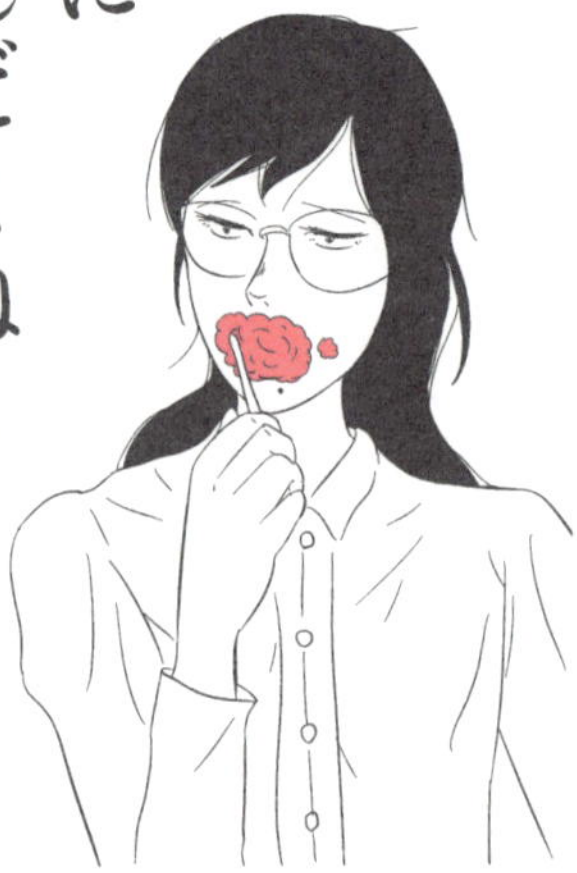

A1

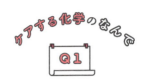

- ☑ 主成分は「研磨剤」。硬すぎるものは歯も削る！
- ☑ 界面活性剤は味覚に影響。味が変わりすぎるものは控えて

正解

秒でわかる！

研磨剤や有効成分などの成分を見て賢い選択を！

STUDY

歯みがき粉の主成分は「研磨剤」ホワイトニング系は使い方に注意

歯みがき粉の主成分を洗浄剤（界面活性剤）だと考えている人も多いですが、**現在発売されている歯みがき粉（歯みがき剤）のほとんどは「研磨剤」という成分**です。研磨剤にはいくつかの種類があり、最も一般的に使われているのは、ガラスの主成分でもある**「無水ケイ酸（二酸化ケイ素）」**です。ここで「そんな硬そうな成分で歯を磨いたら歯も削れるんじゃないの？」と気になった人もいるかもしれません。そう、実はその通りで、実際に無水ケイ酸等の**硬度の高い研磨剤を使用し続けると、歯の表面が欠損しやすい**ことが問題視されているようです。歯表面の硬度と無水ケイ酸の硬度はほぼ同等なので、強くこすり続けると歯の表面も削れます。

また、**ホワイトニング系の歯みがき粉には無水ケイ酸以上の硬度の研磨剤（アルミナなど）が入っている**こともあります。歯を守ることを考えると、普段はもっと硬度の低い研磨剤を選ぶ方が良いと言えます。硬度の低い研磨剤だと**「炭酸カルシウム」**や**「含水ケイ酸」**などがあります。

STUDY

研磨剤と有効成分が重要だが、界面活性剤も地味に影響？

研磨剤の他にも歯みがき剤の効果を左右するのは**「有効成分」**です。有効成分には「虫歯を予防する」「歯周病を予防する」などの様々な効果があるので、成分を参考に自分に相応しいものを選ぶと良いでしょう（P185参照）。ただし、中には**「知覚過敏（冷たいものが歯にしみる症状）を防ぐ」という効果**を持つものもあり、例えば**「硝酸カリウム」は麻酔剤にも使われている**成分で、**歯の痛みそのものを一時的に感じなくさせています。**知覚過敏はそもそも虫歯の症状の1つですので、**麻酔剤で痛みを感じなくなってしまうと虫歯が進行して本来必要な治療が遅れてしまう**可能性もあります。痛みを感じる場合は早めに歯医者へ行きましょう。

また、実は**界面活性剤の種類によっては「味覚」が一時的におかしくなる**という報告もあります。これは発泡剤の「ラウリル硫酸Na」が舌の味蕾《みらい》を一時的に稼働不良にするためということが実際の研究でわかっています。30分くらいで元に戻りますが、味覚に変化がありすぎるものには注意したいところです。

研磨剤の「モース硬度」を比較

歯みがき粉に含まれる研磨剤。モース硬度とは硬さの尺度です。
それぞれの研磨剤のモース硬度を見ていきましょう。

歯の成分と研磨剤の硬度一覧

		モース硬度	
アルミナ	酸化アルミニウムのこと。とてもに硬く、ホワイトニング用歯みがき剤に配合されている場合も。	9	歯を削る可能性がある
無水ケイ酸（二酸化ケイ素）	最も一般的な研磨剤（ガラスの主成分）。	7	
エナメル質（歯の表面）	主成分はリン酸カルシウムなどの無機質（その大部分がハイドロキシアパタイト）。	6～7	歯そのものは削れない
ハイドロキシアパタイト	水酸化リン酸カルシウム。エナメル質・象牙質の主成分。研磨剤と薬用成分では粒の大きさに違いがある。	6～7	
象牙質（歯の中身）	主成分（70％程度）がハイドロキシアパタイト。	5～6	
含水ケイ酸	水分を含んだケイ酸化合物。無水ケイ酸より柔らかい。	3～5程度	
○○顆粒	A顆粒やWa顆粒など。炭酸カルシウムと無水ケイ酸の混合物と言われている。	3～5程度	
リン酸水素カルシウム	昔から使われていた研磨剤。	3～5程度	
重質炭酸カルシウム（炭酸Ca）	炭酸カルシウムの微粒子粉末。重質は粒が大きく、軽質は粒が小さい。	3	
軽質炭酸カルシウム		3	
水酸化アルミニウム	硬度の低い研磨成分。	3	
炭酸水素Na	重曹のこと。苦く、発泡するのであまり使われない。	2.5	
粉末セルロース	プラスチック樹脂。硬度は不明だがさほど硬度は高くないと考えられる。	?	

上記の表は一般的な歯みがき粉などで使われている研磨剤の一覧です。「モース硬度」の数値が高いほど硬度が高く、汚れは落ちやすい（ホワイトニング効果が高い）のですが、その分歯の表面も削れやすいといえます。

POINT

歯を真っ白にしたくても、研磨剤の種類には要注意！　歯のエナメル質や象牙質より硬い研磨剤だと歯みがきで歯を削ってしまい、虫歯や知覚過敏の原因になってしまうことも……。

ケアする化学のなんで

Q2

フッ素の毒性って気にした方がいい？

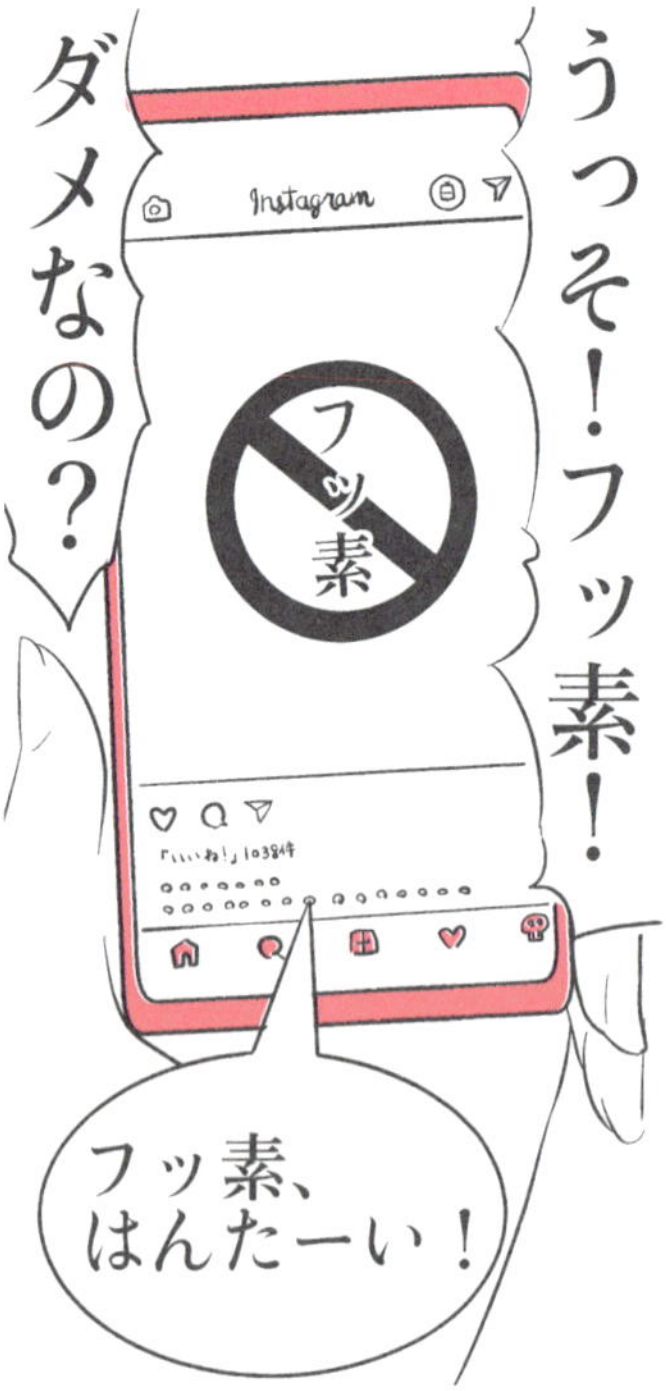
うっそ！フッ素！
ダメなの？
Instagram
フッ素
フッ素、
はんたーい！

A2

☑ 常識的な使用法であれば基本的には問題はない

☑ もしフッ素が怖いなら「ハイドロキシアパタイト」を

正解

秒でわかる！

毒性はほぼ無視できるが、フッ素に頼らない選択肢も

STUDY

フッ素中毒になるには歯磨き粉チューブ3本丸呑み

歯みがき粉の成分で昔から問題視されているのが**「フッ素」**と呼ばれる成分です。フッ素とは言っても、フッ素そのものは超猛毒のガスなので、そんなものが歯みがき粉に入っているはずはありません。現在歯みがき粉に配合されている通称・フッ素とは、**「フッ化ナトリウム」や「モノフルオロリン酸ナトリウム」「フッ化スズ」などのフッ素化合物**のことを指します。フッ素化合物は歯に塗布することで歯の表面に浸透して歯の再石灰化を促進して、さらに酸への耐性を高める効果があります。**市販歯みがき粉にフッ素成分が配合されるようになってから虫歯件数が著しく減った**というのですから**効果は間違いありません。**

しかし、一部ではこのフッ素成分は「毒性」が高く、中毒の危険もある成分だと指摘されています。ただ、実際に毒性数値などから計算して中毒の基準値に達するには、**大人であれば100gの歯みがきチューブを毎日2〜3本丸呑みし続ける必要**があります。現実的にはまずあり得ないことです。

STUDY

どうしても気になるなら「ハイドロキシアパタイト」入りを

フッ素化合物が一部では毒性を指摘されていることは間違いありません。そのため2018年現在では、高濃度フッ素配合歯みがき剤でフッ素の値が1500ppm（0.15%）、通常は1000ppm（0.1%）までの配合規制が定められています。子ども用の歯みがき剤などでは、500ppmかそれ以下程度のものも多いようです。ただし、実際効果があるのは500～1000ppm以上を塗布した時と言われているので、中途半端に少ないものは使う意味がありません。

もしフッ素化合物の毒性があまりにも気になるという場合は、**「薬用ハイドロキシアパタイト」という成分が新たに注目**されています。これは**歯の表面のエナメル質や歯内部の象牙質の主な成分と同様の物質**で、**フッ素化合物同様に虫歯を防ぐ効果**が認められています。しかもフッ素化合物が高い毒性を持っていたのに対して、**ハイドロキシアパタイトは全く無毒性の物質**です。エナメル質を補填して歯がツルツルになる効果もあるので、非常にお勧めの成分です。

歯みがき剤の有効成分

普段使っている歯みがき剤の成分表示を見てみましょう。
下記は有効成分一覧表ですので、購入の目安にしてください。

虫歯予防

- **フッ化ナトリウム**
- **フッ化スズ**
- **モノフルオロリン酸ナトリウム**

フッ素化合物。歯の組織に浸透して歯質の強化、再石灰化の促進、酸産生を抑制。多量摂取すると中毒の懸念がある。(※)

- **薬用ハイドロキシアパタイト**

歯のエナメル質の主成分。歯垢を吸着、歯面の微小欠損の充填、再石灰化を促進。毒性の懸念はない。

プラーク予防

- **デキストラナーゼ**

プラークを分解する酵素。

歯石予防

- **ポリリン酸ナトリウム**
- **ピロリン酸ナトリウム**

歯石ができるのを抑制する。

知覚過敏予防

- **硝酸カリウム**

麻酔剤として用いられる。刺激の伝達を防ぐ。

- **乳酸アルミニウム**

歯髄に刺激を伝える象牙細管を封鎖する。

歯周病予防

- **トラネキサム酸**
- **イプシロン - アミノカプロン酸**

止血剤として用いられている成分。出血を防止。

- **β - グリチルレチン酸**
- **グリチルリチン酸 2K**

抗炎症作用の成分。炎症を抑制する。

- **イソプロピルメチルフェノール**
- **塩化セチルピリジニウム**
- **塩化ベンザルコニウム**

殺菌作用により菌類の繁殖を抑制する。

- **オウバクエキス**

収れん作用（歯肉のひきしめ）、抗炎症作用、殺菌作用などがある。

- **塩化ナトリウム**

収れん作用がある。

ヤニ汚れ予防

- **PEG-12・PEG-8**
- **マクロゴール 400**

溶剤の一種で、歯の表面に付着するヤニ汚れやステインを溶解・除去する。

口臭予防

- **ラウロイルサルコシン Na**

殺菌作用により菌類の繁殖を抑える。

※ 2018 年現在フッ素重量換算で 0.15%（1500ppm）以下までの配合上限が課せられている。中毒基準値は 5~10mg/kg である。

POINT

虫歯予防に有効とされるフッ素化合物。通常の使用であれば問題はありませんが、フッ素化合物は低からず毒性を持ちます。気になる場合は薬用ハイドロキシアパタイトを使用するのが◎。

ケアする化学のなんで

Q3

シャンプーって高ければ品質も良い？

えっ？
いつもと
違う？
ちょっと
シャンプーを
変えてみただけ

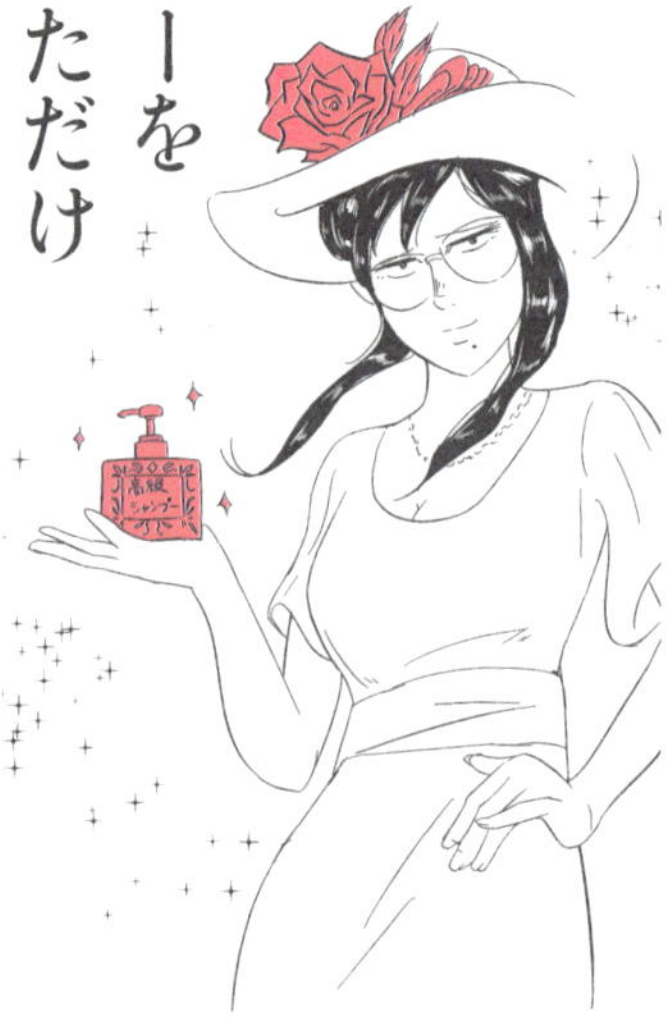

A3

- ☑ 値段とブランドに騙されるな。高くても低品質な商品もある
- ☑ シリコンは安全な成分だけど、良いシャンプーには入ってない

正解

秒でわかる！

洗浄剤の選び方が全てを左右する。
高品質なものは値段もそれなり

STUDY

シャンプーは洗浄剤選びが鍵 主要な成分は覚えておくと良い

あまりに安すぎる価格のシャンプーでは良質のアイテムは少ないですが、高額なシャンプーなら必ず良いかというとそうでもありません。中には**市販シャンプーレベルの商品を高額で売っているブランドも**あります。シャンプー選びは値段とブランドを選択基準にするのではなく、主成分の洗浄剤を見極められるようになりましょう。それが美しい髪作りの第一歩です。

低品質のシャンプーに配合されている「ラウリル硫酸Na」は最も洗浄力と皮膚刺激の強い洗浄剤です。髪へのダメージも強く、国内メーカーはまず使用しませんが、外資系製品にはいまだに配合されているので注意が必要です。「ラウレス硫酸Na」はラウリル硫酸Naを改善して作られた成分で、国内市販シャンプーの主要成分ですが、肌の弱い人にはあまりお勧めできません。「オレフィン（C14-16）スルホン酸Na」なども同様です。ただし、**マイルドな成分であったとしても必ず肌に合うわけではない**ので、**自分の肌質・髪質にあったものを適切に選ぶ**必要があります（P193参照）。

STUDY

良い商品はシリコンを入れないし ノンシリコンアピールもしない

世間ではシリコン（正式には「シリコーン」）が毛穴を詰まらせるとか髪に悪いものだという噂が広まり、一時期は「ノンシリコンシャンプー」が大人気でした。ただ実際には**シリコン自体はとても安全な成分。刺激もなければ毛穴に詰まることもありません。**

しかし、市販シャンプーでは前ページで説明したような洗浄剤を主成分としているものが多く、**洗浄力が高く髪が軋んでしまうため、この使用感をごまかす潤滑油としてシリコンを配合していた**のです。皮膜作用があり髪が重たくなるなどの弊害がありました。

とはいえ、一時期流行ったノンシリコンシャンプーではこういったシャンプーから単にシリコンだけを抜いたものが多かったため、逆に軋みがひどく出たりと、それはそれで問題でした。

優秀な洗浄剤を配合した高品質シャンプーの場合は、特に軋みが出ないためシリコンは入れませんし、わざわざノンシリコンをアピールすることも少ないです。結局、**シャンプー選びに重要なのはシリコンではなく洗浄剤**なのです。

洗浄成分の洗浄力

シャンプーの洗浄成分の洗浄力の強弱をまとめました。洗浄力の高いものは、地肌のバリア成分を流してしまい刺激も強くなりがちです。

洗浄剤の分類	界面活性剤の例	洗浄力
固形石鹸（石鹸素地）	ラウリン酸 Na	強～やや強
	ミリスチン酸 Na	
	パルミチン酸 Na	
	ステアリン酸 Na	
	オレイン酸 Na	
主に液体石鹸（カリ石鹸素地）	ラウリン酸 K	強～やや強
	ミリスチン酸 K	
	パルミチン酸 K	
	ステアリン酸 K	
	オレイン酸 K	
硫酸系	ラウリル硫酸 Na	とても強い
	ラウリル硫酸アンモニウム	
	ラウリル硫酸 TEA	
	ココアルキル硫酸 Na	
	ラウレス硫酸 Na	強い
	ラウレス硫酸アンモニウム	
	ラウレス硫酸 TEA	
スルホン酸系	ドデシルベンゼンスルホン酸 Na	とても強い
	オレフィン (C14-C16) スルホン酸 Na	強
スルホコハク酸系	スルホコハク酸ラウレス -2Na	やや強
	スルホコハク酸パレス -2Na	
カルボン酸系	ラウレス -5- 酢酸 Na	中
	ラウレス -4- カルボン酸 Na	
イセチオン酸系	ココイルイセチオン酸 Na	やや強
タウリン系	ココイルメチルタウリン Na	中～やや強
	ラウロイルメチルタウリン Na	
アミノ酸系	ラウロイルサルコシン Na	中
	ラウロイルアスパラギン酸 Na	中
	ラウロイルメチルアラニン Na	やや弱
	ラウロイルメチルアラニン TEA	
	ラウロイルグルタミン酸 Na	弱
	ココイルグルタミン酸 TEA	
	ココイルグリシン K	アルカリの場合やや強い

POINT

実際のシャンプーは1つの成分ではなく、複数の成分を配合して作られているので、強めの成分＋優しめの成分が組み合わさり、その中間の洗浄力・刺激になる、ということもあります。

ケアする化学のなんで

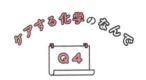

Q4

薄毛対策＆頭皮ケアには スカルプシャンプーが 一番？

頭皮活性化！
美髪に
なるには
頭皮からよね！

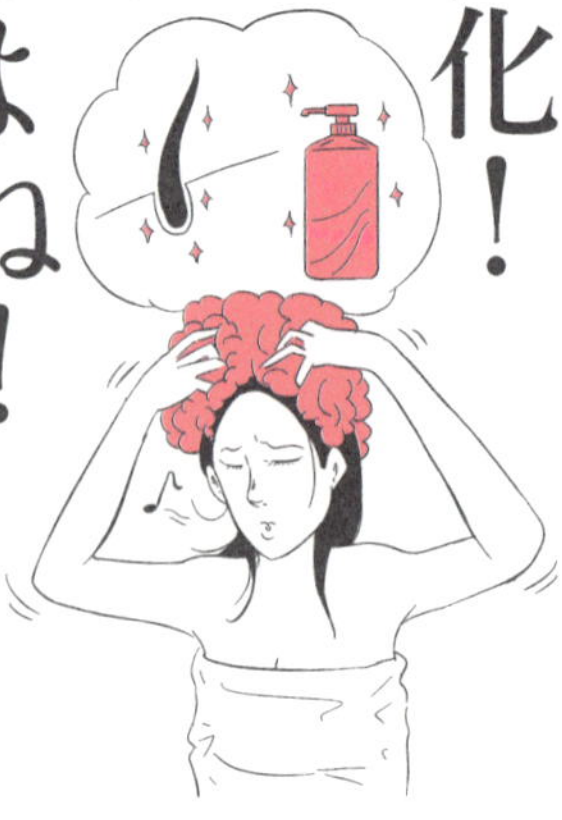

A4

- 「スカルプシャンプー」＝「育毛シャンプー」ではない
- 頭皮ケアのためには薬用シャンプーは不必要

正解

秒でわかる！

地肌に優しいシャンプー選びが何より大切

STUDY

日本のスカルプシャンプーは頭皮の痒みかフケ取りの2種類

スカルプシャンプーと聞くと「育毛シャンプー」だと解釈する人も多いかもしれません。しかし、**スカルプシャンプーには育毛や発毛効果は全く期待できません。**

というのも、実は**日本ではシャンプーには育毛・発毛効果は認められていない**からです。育毛・発毛効果は特定の成分を配合した医薬品にしか認可されておらず、しかも外用の場合は、成分が浸透しなくてはならないため洗い流してはいけません。もしシャンプーに育毛効果の成分が入っていたとしても、洗い流してしまうため、その効果は得られないのです。

市販の薬用シャンプー（医薬部外品で効果効能が認められているシャンプー）はグリチルリチン酸2Kなどの抗炎症剤を配合した「痒み改善型シャンプー」、もしくはピロクトンオラミンなどの殺菌剤を配合した「フケ改善型シャンプー」のどちらかです。現在では、これらのシャンプーを**テレビCMなどによってあの手この手であたかも「育毛シャンプー」のように消費者に誤認させて販売する**手法が横行しています。

STUDY

薬用シャンプーを長期的に使用した時の問題点

フケや痒みの悩みを抱えていて薬用シャンプーに頼るのは非常に有効ですが、薬用シャンプーの使用には注意点があります。特に**「ピロクトンオラミン」「ジンクピリチオン」などの殺菌有効成分を配合したフケ改善シャンプーなどを長期的に使用すると、最初は調子が良いものの次第に頭皮環境が悪くなってしまう**ことがあります。これは、フケ症の原因になっている菌類がこれらの有効成分に耐性を持って効かなくなってしまうことや、殺菌剤は原因菌だけでなく地肌の健康を保っている皮膚常在菌も無作為に殺菌してしまい、健康な肌環境を維持できなくなるためです。

本来スカルプシャンプーの意義とは「頭皮環境の改善」です。これは**シャンプーによる洗いすぎや地肌のダメージを見直すことで十分改善が可能で、薬用シャンプーを使用する必要はありません。**地肌に優しいシャンプーを選び、ストレスから解放されれば、それだけでもフケや痒みは改善できますし、やがて**育毛効果**すら期待することも可能です。

薬用シャンプー＆トリートメントの有効成分

薬用シャンプーなどは「医薬部外品」にあたるシャンプーの通称。
医薬部外品有効成分が配合され、
その効能の標榜を厚生労働省より認められています。

薬用シャンプー・トリートメントの有効成分一覧

成分名	主な効能・効果	標榜可能な効果	効果の程度
アラントイン	抗炎症作用	頭皮の痒み、フケの予防 頭皮を健やかに保つ	中
グリチルリチン酸2K（ジカリウム）			優しい
トコフェロール酢酸エステル（酢酸DL-α-トコフェロール）	抗炎症作用（血行改善作用）		優しい
イオウ	殺菌作用	頭皮の痒み、フケの予防 頭皮を健やかに保つ 毛髪・頭皮の汗臭を防ぐ	強い
サリチル酸			強い
ジンクピリチオン			強い
ピロクトンオラミン			強い
ミコナゾール硝酸塩			強い
イソプロピルメチルフェノール			やや強い

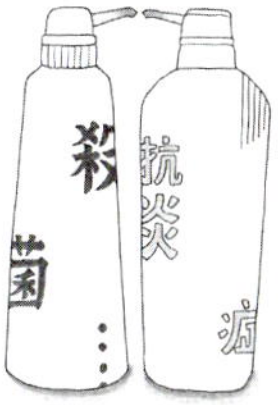

シャンプーやトリートメントの有効成分は主に「抗炎症タイプ」と「殺菌タイプ」の２種類に分かれます。あたかも育毛効果があるかのように謳う製品も多いですが、実際には現在の薬用シャンプーでは上記の成分と効能以外のものは存在せず、事実上育毛効果のあるシャンプーやトリートメントは認められていません。殺菌系の薬用シャンプーは効果も強力ですが、刺激や耐性菌などの問題もあるので長期的な使用は極力控えたいところ。

POINT

スカルプシャンプーの目的は頭皮環境の改善。最も大切なのは、地肌に優しいシャンプーを選び、頭皮をストレスから解放することです。

ケアする化学のなんで

Q5

トリートメントとコンディショナー、どう違う？

どう違うの？
どっちが正解？
誰か、教えて
くれない？

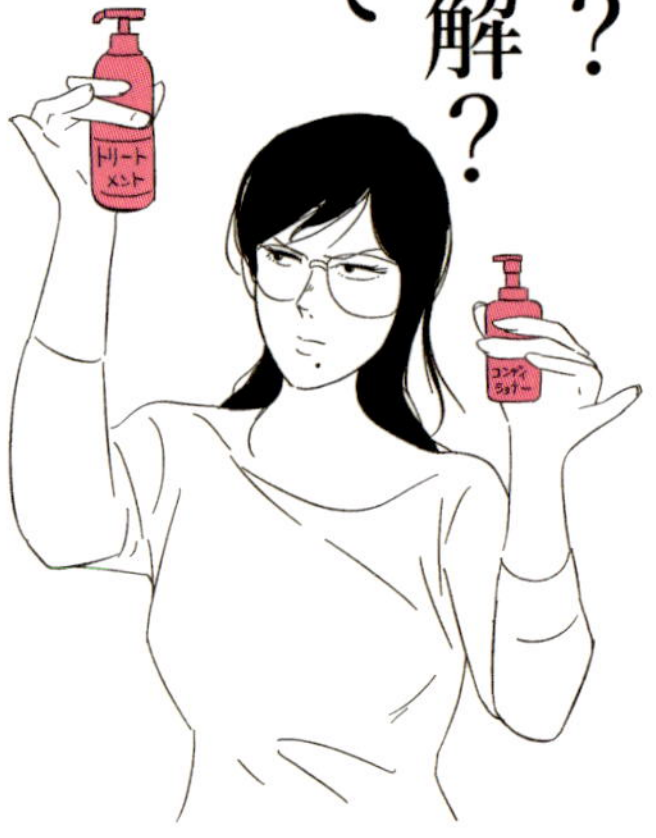

A5

- トリートメント、コンディショナー。違いに明確な定義はない
- 一度傷んだ髪はトリートメントしても治らない

正解

秒でわかる！

市販トリートメントに
高望みはしないように

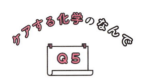

STUDY

トリートメントに明確な定義なし 同じアイテムを重ねてるだけかも？

ドラッグストアに行くと、**リンスやコンディショナー、ヘアマスク**など様々なアイテムが目に入ります。消費者からすると、これらには一体どういう違いがあるのか気になるところではないでしょうか。中には同ブランドに複数のアイテムがある場合、全部重ねて付けた方がより効果が高まったり、またヘアマスクやトリートメントの方がコンディショナーより上質な成分でできていると思い込んでいる人もいるかもしれません。

ただ、**実はこれらのアイテムの呼び方には具体的な定義などは存在せず、メーカーの采配次第でなんとでも呼ぶことができます。**市販商品の中には、**コンディショナー・トリートメント・ヘアマスクが全てほぼ同じ成分**でできているものもあり、**同じアイテムを何度も塗り重ねている**なんてことも少なくありません。そればかりか、なぜか同じ成分なのにコンディショナーよりヘアマスクの方が値段が倍以上するものなどもあります。商品の呼び名にとらわれず、気に入った使用感のアイテムを1つ用意すれば十分です。

STUDY

髪は「死んだ細胞」トリートメントしても治らない

トリートメントとは本来「治療」という意味があるのですが、そもそも**人の髪は細胞を持っていない「ケラチン」というタンパク質の塊**なので、**一旦ダメージを受けるとそれが再生されることは二度とありません。**トリートメントの「補修効果」というのはシリコーンやその他の油分で髪の表面をなめらかにしたり、ケラチンなどのタンパク質成分を補給して一時的に穴埋めしたりつぎはぎ補強しているに過ぎません。**どれだけ高級なトリートメントをしても、一度傷んだ髪を元通りにすることは不可能**なのです。

そのため、**重要なのは「できるだけダメージを受けない」ということ**で、サロン用トリートメントには「ヘマチン」など髪の化学ダメージを抑制する成分が入っているものもありますが、**そういったダメージを有意に抑制できるアイテムは市販トリートメントでは滅多にお目にかかれません。**コンディショナーやヘアマスクを問わず、基本的にはシリコーン等で皮膜して指通りを良くし、摩擦を軽減する目的のものがほとんどです。

かずのすけ厳選！ お勧めのトリートメント成分

ヘアトリートメントに配合される
お勧め成分をまとめました。

<table>
<tr><th>成分名</th><th>効果の説明</th></tr>
<tr><td>ケラチン</td><td rowspan="2">ケラチンは毛髪の構成タンパク質。破損した毛髪の補修やボリュームアップ効果がある。加水分解タイプは分子量が小さくなっており、毛髪内部に浸透しやすい。</td></tr>
<tr><td>加水分解ケラチン</td></tr>
<tr><td>ヘマチン</td><td>血中のヘモグロビンから抽出される成分で酸素を吸収・供給する効果を持つ。毛髪に残留した還元剤や酸化剤をいち早く失活させ、ダメージの進行を防ぐ。その他消臭効果やケラチンの結合を強めダメージヘアの補修作用などが見込める。パーマ・カラー後ケアに最適。</td></tr>
<tr><td>γ-ドコサラクトン</td><td rowspan="2">ラクトン誘導体。熱を受け取ると毛髪に架橋構造を形成してダメージを補修する。アイロンやドライヤーの熱ダメージから髪を守る。</td></tr>
<tr><td>メドウフォーム
-σ-ラクトン</td></tr>
<tr><td>マカデミアナッツ
脂肪酸フィトステリル</td><td rowspan="4">毛髪に本来存在する油分と類似の油脂類やその誘導体成分。毛髪に浸透して柔軟性を付与し、髪本来のしなやかさを与える。硬い髪に浸透させると柔軟に整える効果がある。酸化しやすい成分も多いので、付けすぎに注意が必要。</td></tr>
<tr><td>マカデミアナッツ油</td></tr>
<tr><td>アボカド油</td></tr>
<tr><td>アルガニアスピノサ核油</td></tr>
<tr><td>ホホバ種子油</td><td>油脂類に次いで毛髪本来の油分として存在する。酸化しないため自然な風合いの毛髪の保護剤として優秀。</td></tr>
<tr><td>ジメチコン</td><td rowspan="2">毛髪表面をコーティングして摩擦やダメージから保護するシリコーンの一種。あまりに重ねすぎると重たくなってしまうので蓄積に注意。</td></tr>
<tr><td>シクロペンタシロキサン</td></tr>
</table>

POINT

市販のトリートメントでダメージに対する有効成分が使われているのはほんの少数。美髪成分が入ってるかを確認して購入しましょう。

KAZUNOSUKE CHOICE

秒でわかる！

高級成分で髪と地肌と財布にも優しい！

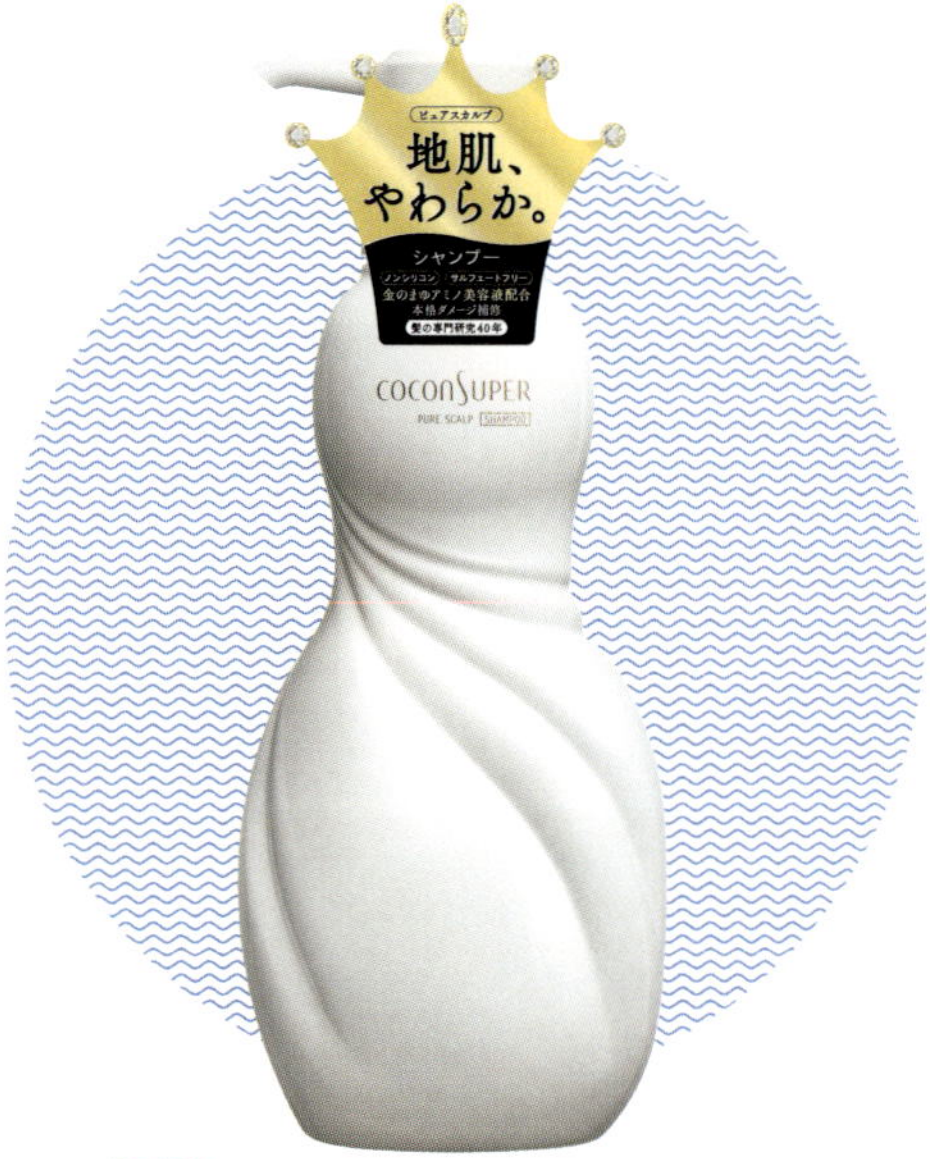

ITEM

クラシエ

ココンシュペール

インナーコンフォートシャンプー

ピュアスカルプ

かずのすけ注目POINT

酸性石鹸「ラウレス-4カルボン酸Na」を市販で主成分として配合しているシャンプーは非常に稀です。髪と地肌に優しくさっぱり洗える次世代型洗浄成分配合。両性イオン系とアミノ酸系もブレンドしてより優しくなっています。

COMPONENT

成分解析

ちょっとお高いのも納得!?
サロンシャンプー級の品質

成分

水、ラウレス-4カルボン酸Na、コカミドメチルMEA、ラウラミドプロピルベタイン、ココアンホ酢酸Na、ラウロイルメチルアラニンNa、加水分解シルク、セリン、プロリン、グルタミン酸Na、アルギニン、アラニン、ラウロイルグルタミン酸ジ(フィトステリル/オクチルドデシル)、セバシン酸ジエチル、(メタクリル酸グリセリルアミドエチル/メタクリル酸ステアリル)コポリマー、サッカロミセス/コメヌカ発酵液エキス、加水分解コラーゲン、ココイルアルギニンエチルPCA、メントール、セテアレス-60ミリスチルグリコール、ポリクオタニウム-10、BG、グリセリン、クエン酸、EDTA-2Na、安息香酸Na、サリチル酸、香料、カラメル

ITEM 01

市販品の中ではトップクラス「酸性石鹸」を主成分に配合！

主成分となっている「ラウレス-4カルボン酸Na」は美容室専売シャンプーなどに採用される「酸性石鹸」と通称される洗浄剤。アミノ酸系洗浄剤並みの低刺激性に、さっぱり洗える洗浄力が売りの新しい洗浄成分。優秀な成分だが原料コストが高く市販シャンプーには採用される例が少ないが、本商品では主成分として採用。その他にもアミノ酸系、両性イオン系などの洗浄成分をブレンドして地肌と髪に低刺激な構成を一貫している。

KAZUNOSUKE CHOICE

秒でわかる！

良い香りで本格ダメージケア

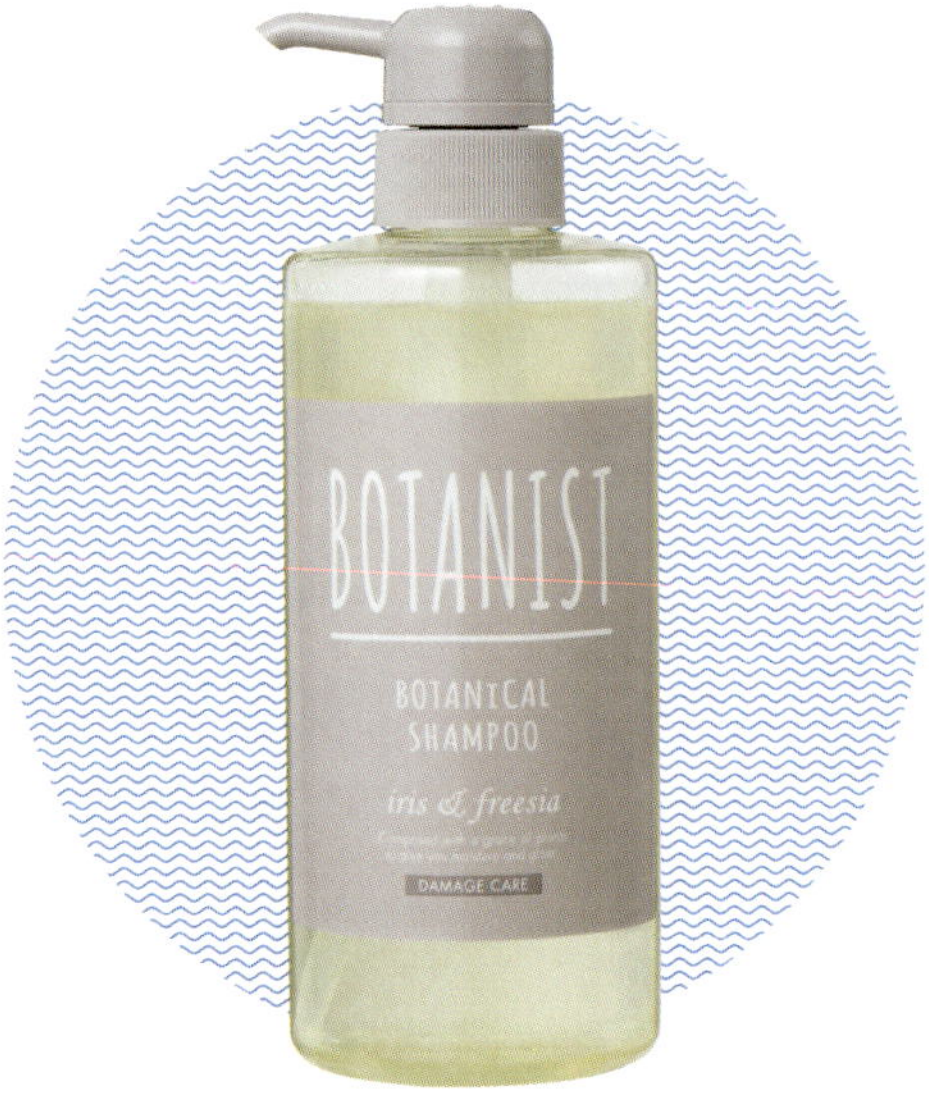

ITEM

ボタニスト

ボタニカルシャンプー

ダメージケア

かずのすけ注目POINT

しっかりした洗浄力を持つタウリン系洗剤をベースに、アミノ酸系・両性イオン系を組み合わせてさっぱり感とさらさら感を追求。保湿成分として、毛髪に含まれるタンパク質「加水分解ケラチン（羊毛）」も配合でダメージ補修効果も見込めます。

COMPONENT

成分解析

ケラチン&ラクトン誘導体を配合したダメージケアシャンプー

成分

水、ココイルメチルタウリンNa、ラウロイルメチルアラニンNa、コカミドプロピルベタイン、PEG－40水添ヒマシ油、コカミドメチルMEA、ラウラミドプロピルベタイン、ラウレス－4カルボン酸Na、グリセリン、ユズ果実エキス、ゼイン、メドウフォーム－δ－ラクトン、セテアラミドエチルジエトニウム加水分解コメタンパク、ヒマワリ種子エキス、ジラウロイルグルタミン酸リシンNa、アルガニアスピノサ核油、ツバキ種子油、ホホバ種子油、ヒマワリ種子油、サルビアヒスパニカ種子油、サボンソウ葉エキス、サピンヅストリホリアツス果実エキス、シラカバ樹液、加水分解ケラチン（羊毛）、水添ココグリセリル、オクチルドデカノール、ポリクオタニウム－7、ポリクオタニウム－10、ポリクオタニウム－50、コカミドMEA、クエン酸、セテアレス－60ミリスチルグリコール、ココイルグルタミン酸TEA、ラウロイルサルコシンNa、トリイソステアリン酸PEG－160ソルビタン、BG、DPG、トコフェロール、EDTA－2Na、安息香酸Na、フェノキシエタノール、香料

ITEM 02

高品質ヘアケアが自宅でできる

主成分はタウリン系の洗浄成分を主体に、アミノ酸系、両性イオン系などをブレンド。さっぱり洗えつつ地肌と髪をケアする構成。シリコーンフリーで髪に重みを残さない仕上がり。加水分解ケラチン（羊毛）やラクトン誘導体などの毛髪補修成分も配合。

マニアの間では人気のある商品であり、成分の安心感やクオリティの高さは折り紙付きだ。香り高さも◎。

KAZUNOSUKE CHOICE

秒でわかる！

低刺激にヘアケアしたい人に

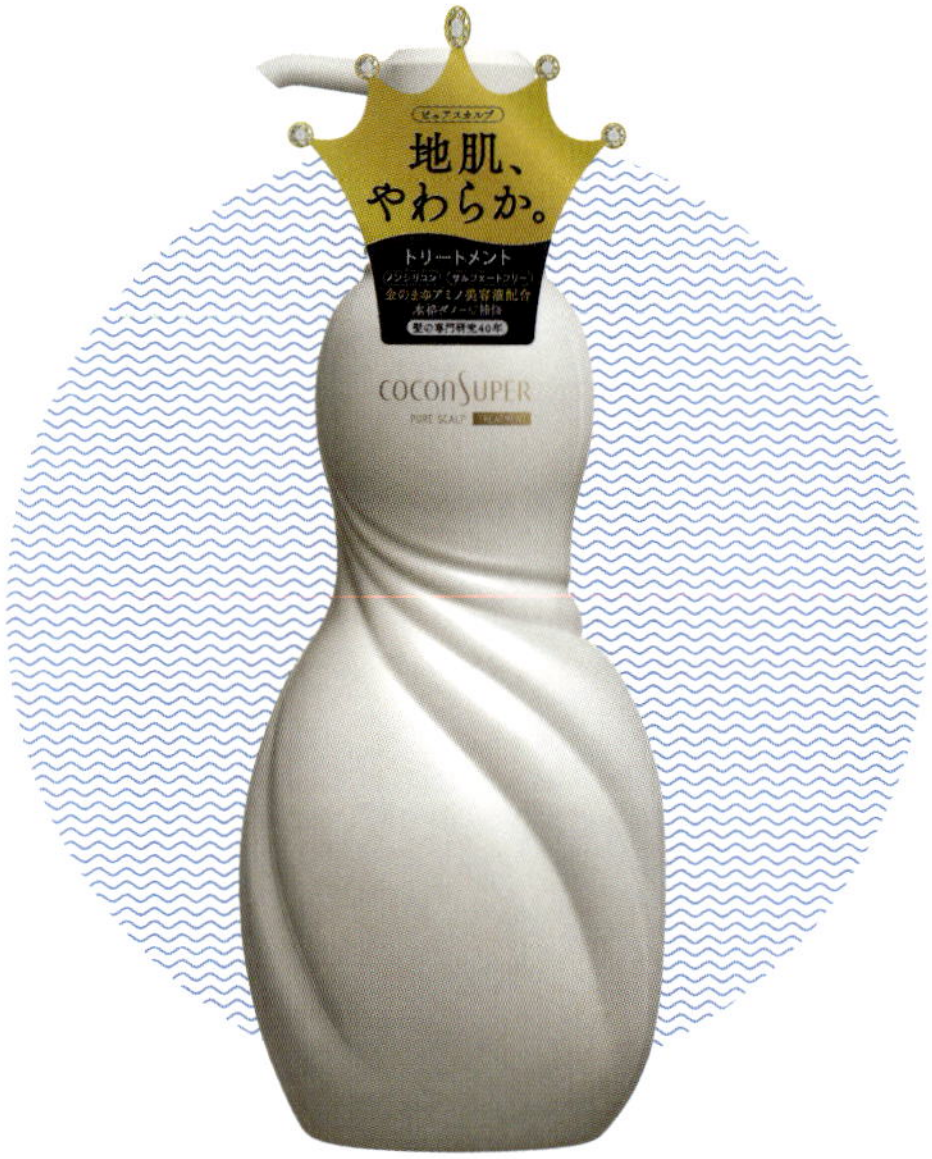

ITEM

クラシエ

ココンシュペール

インテンシブリペアトリートメント

スリーク＆リッチ

かずのすけ注目POINT

地肌の刺激になりやすい「第四級アンモニウム塩」を配合していない、市販では非常に貴重なトリートメントです。柔軟力などは見劣りするものの肌に優しい第三級アミン塩が主体のため、肌の弱い人でも使いやすいのが最大のメリット。

COMPONENT

成分解析

「第四級アンモニウム塩」不使用の敏感肌向け低刺激トリートメント

成分

水、ステアリルアルコール、ベヘナミドプロピルジメチルアミン、ジメチコン、グリコシルトレハロース、加水分解水添デンプン、アモジメチコン、パラフィン、ヒドロキシエチルセルロース、フェニルトリメチコン、加水分解シルク、セリン、プロリン、グルタミン酸Na、アルギニン、アラニン、ラウロイルグルタミン酸ジ(フィトステリル/オクチルドデシル)、セバシン酸ジエチル、(C12-14)パレス-7、セテス-25、(C12-14)パレス-5、セテス-5、BG、PG、乳酸、クエン酸、酢酸、安息香酸Na、サリチル酸Na、メチルパラベン、香料、カラメル

ITEM 03

柔軟効果は穏やかだが肌への優しさはトップクラス

市販のトリートメントの主成分は柔軟剤と同じく「陽イオン界面活性剤」。その中でも第四級アンモニウム塩は、肌の弱い人にとっては刺激になることも。本品はこれらの成分を使わずに低刺激型の「第三級アミン塩」（ベヘナミドプロピルジメチルアミン）のみを採用。

柔軟力は穏やかだが肌トラブルのある人でも使いやすい。

ジメチコンなどのシリコーン成分や、加水分解シルクなどの毛髪保護成分が、しなやかな指通りを演出。

KAZUNOSUKE CHOICE

秒でわかる!

サロン帰りのツヤツヤしっとり髪

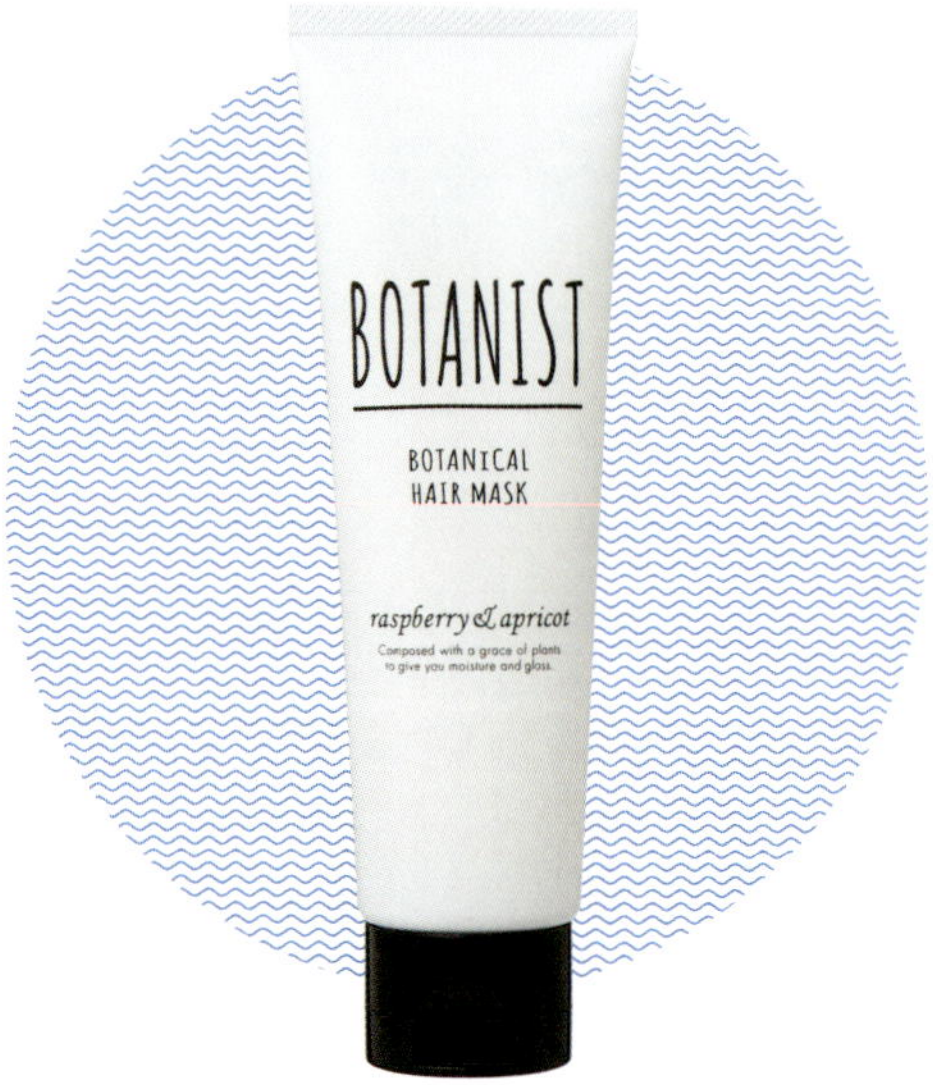

ITEM

ボタニスト

ボタニカルヘアマスク

かずのすけ注目POINT

毛髪柔軟効果に優れたアボカド油と18-MEA誘導体カチオンがごわついた髪もしっとりやわらかに整えます。「硬い髪質」が悩みの人にお勧め。サロンクオリティの集中トリートメントを自宅で手軽に使えるのが凄い!

COMPONENT

成分解析

髪を柔軟化する奇跡の使用感 市販唯一の 毛髪軟化トリートメント登場

成分

水、ジメチコン、セテアリルアルコール、グリセリン、シクロペンタシロキサン、ベヘントリモニウムクロリド、アボカド油、アモジメチコン、ステアルトリモニウムクロリド、ベヘントリモニウムメトサルフェート、セラミド2、スクワラン、イソアルキル（C10-40）アミドプロピルエチルジモニウムエトサルフェート、ヒアルロン酸Na、アセロラ果実エキス、サトウキビエキス、マンダリンオレンジ果皮エキス（チンピエキス）、ローズマリー葉水、アスパラギン酸、アルギニン、グリシン、セリン、アラニン、プロリン、バリン、イソロイシン、トレオニン、ヒスチジン、フェニルアラニン、乳酸Na、PCA-Na、PCA、リンゴ酸、ジラウロイルグルタミン酸リシンNa、ワセリン、セタノール、エタノール、イソプロパノール、BG、DPG、PPG-4セテス-20、ジメチコノール、アミノプロピルジメチコン、（ビスイソブチルPEG-14/アモジメチコン）コポリマー、メチルイソチアゾリノン、メチルクロロイソチアゾリノン、香料

ITEM 04

サロン帰りのツヤサラ髪に。持続性高く週に数回でOK!

このヘアマスクの特徴はその毛髪柔軟効果。天然油脂のアボカド油に、イソアルキル（C10-40）アミドプロピルエチルジモニウムエトサルフェートは18MEA誘導体と呼ばれる毛髪補修成分で、これらが毛髪の軟化効果を引き上げている。ダメージの高い髪でも補修成分が速やかに浸透し、驚きのしっとり感とツヤサラ感を与えてくれる。ただしトリートメント効果がとても高く連日使うと髪が重たくなる懸念もあるので、週に数回程度の使用をがお勧め。

KAZUNOSUKE CHOICE

秒でわかる!

保湿も不要、セラミドで優しく洗う

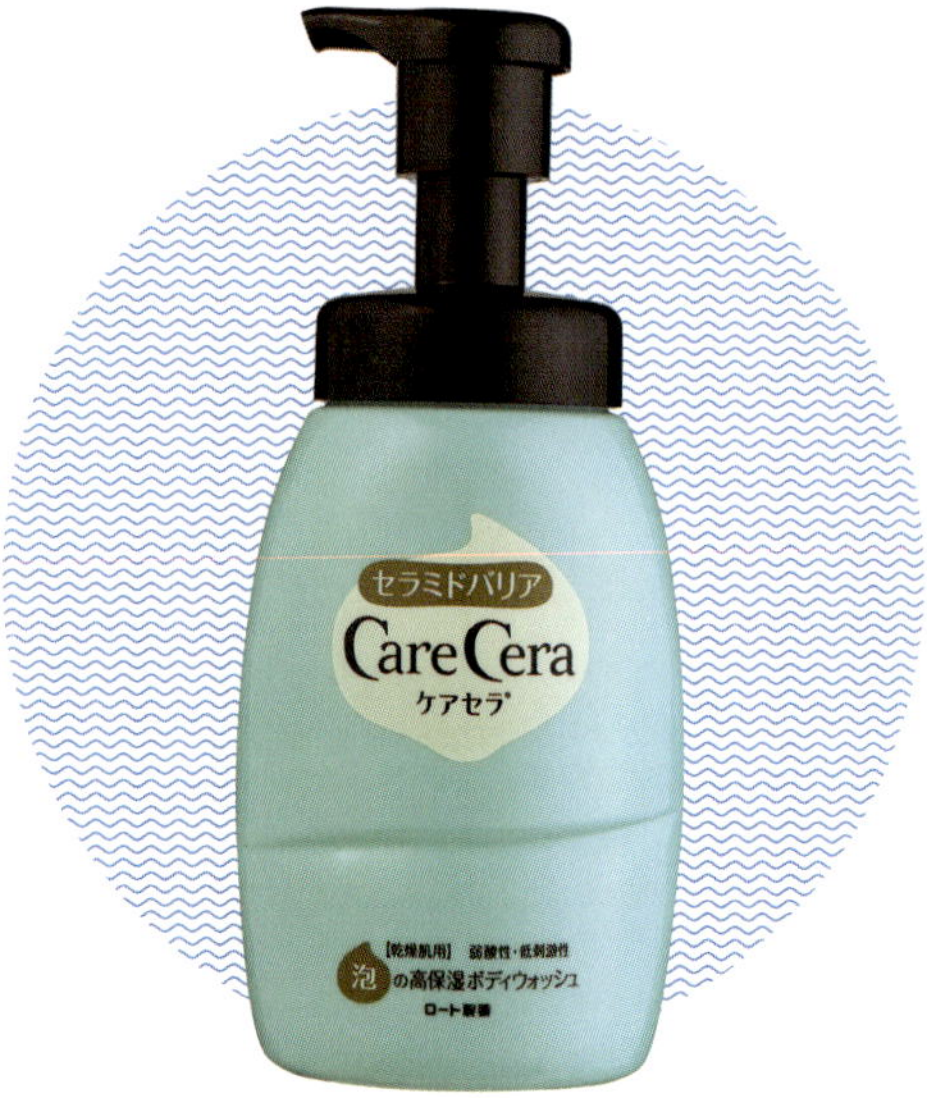

ITEM

ロート製薬

ケアセラ®

泡の高保湿ボディウォッシュ

かずのすけ注目POINT

非イオン系洗浄成分を主体にアミノ酸系洗浄成分をブレンドした低刺激ボディソープです。市販で唯一セラミド類を７種類配合しているのは非常に画期的。優しく洗うことで肌本来の保湿成分を残そうというコンセプトも素晴らしい！

COMPONENT

成分解析

非イオン系洗浄剤が主体のセラミド配合ボディウォッシュ

成分

水、ラウリン酸PEG-80ソルビタン、ソルビトール、コカミドDEA、ココイルグルタミン酸2Na、ココイルメチルタウリンタウリンNa、ココイルグリシンNa、コカミドプロピルベタイン、PPG-3カプリリルエーテル、セラミド1、セラミド2、セラミド3、セラミド6II、セラミドEOS、カプロオイルフィトスフィンゴシン、カプロオイルスフィンゴシン、ベヘン酸、コレステロール、フキ葉／茎エキス、タンブリッサトリコフィラ葉エキス、カミツレ花エキス、クエン酸、塩化Na、EDTA-2Na、ポリクオタニウム-7、ブチルカルバミン酸ヨウ化プロピニル、デキストリン、BG、セテアレス-25、グリセリン、セタノール、フェノキシエタノール、香料

ITEM 05

敏感肌や乾燥肌にも対応 セラミドを残して洗う新発想

市販のボディソープの大半が石鹸を主成分とした高洗浄力の処方が一般的な現在の市場の中で、非イオン系成分(ラウリン酸PEG-80ソルビタン)を主体にアミノ酸系洗浄成分をブレンドした低刺激性のこちらのボディウォッシュは大変貴重。石鹸に比べると洗い上がりのさっぱり感は低いものの、肌本来の保湿成分であるセラミドなどが過剰に洗い流されない。洗い上がりに乾燥しないため、その後の保湿もほとんど必要ないという、次世代のボディウォッシュの発想。

KAZUNOSUKE CHOICE

秒でわかる!

アトピーでも使える優しい洗浄成分

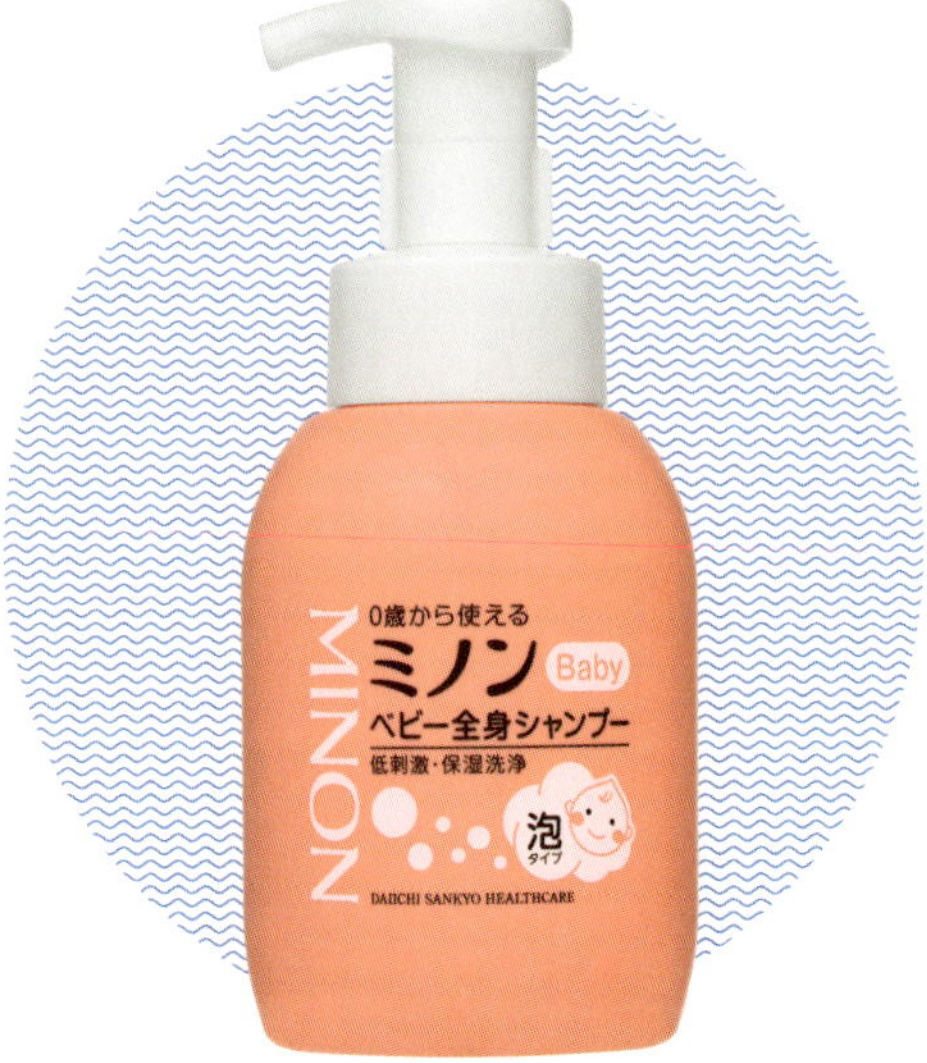

ITEM

ミノン

ベビー全身シャンプー

かずのすけ注目POINT

アミノ酸系洗浄成分のココイルグルタミン酸Kを主成分にしているベビー全身シャンプー。全成分6種のシンプル構成のため、ベビーシャンプーとしてはもちろん、アトピーに悩む大人の全身ソープとしても使用可能です。

COMPONENT

成分解析

全成分数、驚きの6種類！徹底シンプル処方のベビーソープ

成分

- 水、
- ココイルグルタミン酸K、
- BG
- 水酸化K、
- メチルパラベン、
- 安息香酸Na

ITEM 06

赤ちゃん用はもちろん アトピー肌にも使える安心感

全成分数がなんとわずか6種しか入っておらず、徹底したシンプル設計のため肌に残存する不要成分が存在しないのが本品の最大のセールスポイント。ココイルグルタミン酸Kはアミノ酸系洗浄成分の一種で、優しい洗浄力と肌への低刺激性を誇る。肌バリアが弱い赤ちゃんの全身用ソープとして活躍するだけでなく、アトピーなど肌が乾燥しやすい人にとっても心強い味方となるだろう。ハンドソープとして使用する方法もお勧め。

ケアする化学のなんで

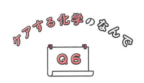

Q6

悪いって聞くカチオン。ノンカチオンが正解？

こっち？
こっち？
こっちが
正解？

A6

- ☑ 「カチオン」とは陽イオン界面活性剤のこと
- ☑ ノンカチオンは低刺激だけど使用感はイマイチ

正解

秒でわかる！

低刺激のカチオン成分もある。
ノン○○商法は時代遅れかも

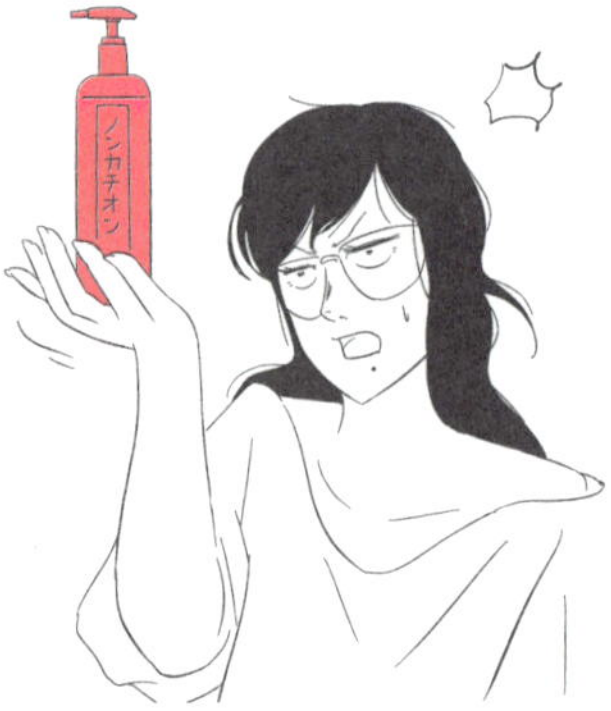

STUDY

トリートメントは「柔軟剤」と同じメカニズム

トリートメントの主成分としてはシリコーンなどの油性成分の他にも、**「陽イオン界面活性剤」**も利用されています。これはP99で解説した「柔軟剤」にも用いられている成分です。陽イオン界面活性剤は、カタカナ呼びでは「カチオン界面活性剤」と言います。つまり**シャンプーの後にトリートメントをすると髪がサラサラになるのは、洗濯洗剤と柔軟剤の関係と同じ**なのです。シャンプーは陰イオン界面活性剤なので、洗浄後にマイナスの静電気を帯びます。この状態だと髪が反発し合って質感がゴワゴワになってしまうので、陽イオン（カチオン）界面活性剤の力でプラスの静電気を与えて電荷を中和して質感をなめらかにしているというわけです。

ただし、柔軟剤のページにもあるように、**カチオン界面活性剤には敏感肌への刺激がある**ので、トリートメントへの配合量は比較的少ないものの、最近では**「カチオン界面活性剤を配合しない」**という意味で、**「ノンカチオン」**を謳うトリートメントが発売され始めています。

STUDY

ノンカチオンは質感が……
低刺激の「第三級アミン塩」も

確かにカチオン成分を一切配合しないようにすれば、肌への刺激はかなり緩和できるので、トリートメントの刺激に悩む人は試してみる価値はあるでしょう。しかし、**ノンカチオンということは髪の静電気を中和できないため、質感の改善が上手くできない**ということになります。現在は、両性イオン界面活性剤の中で柔軟効果を持つ成分を応用してノンカチオンを実現したトリートメントがありますが、それでも**使用感はイマイチな場合が大半です**（中には普通にカチオン成分が入っているにもかかわらずノンカチオンを謳っている商品もあります）。やはり**質感改善のためにはある程度カチオン成分は、入っているべき**なので、悪者のように騒ぎ立てて無配合にこだわる必要はないのではないかという意見もあります。

最近では、**低刺激柔軟剤にも配合されている「第三級アミン塩」が配合されたトリートメントも開発されている**ので、質感も低刺激性も捨て切れない、という方はこちらを試すのも選択肢の１つだと思います。

カチオン（陽イオン界面活性剤）一覧表

「カチオン」とはトリートメントの主成分である
「陽イオン界面活性剤」のことです。
どのような成分があるのか見てみましょう。

第四級アンモニウム塩

- **ステアルトリモニウムクロリド**
- **セトリモニウムブロミド**
- **セトリモニウムクロリド**
- **ベヘントリモニウムクロリド**

一般的な第四級アンモニウム塩で、市販トリートメントなどの主成分。柔軟効果にとても優れるが、皮膚残留性や皮膚刺激は強め。

- **ステアルトリモニウムメトサルフェート**
- **ベヘントリモニウムメトサルフェート**
- **イソアルキル（C10－40）アミドプロピルエチルジモニウムエトサルフェート**
- **イソステアラミドプロピルエチルジモニウムエトサルフェート**

第四級アンモニウム塩の一種だが、～クロリド（塩素系）や～ブロミド（臭素系）のタイプよりは低刺激と言われている。毛髪の柔軟効果に優れる。

第三級アミン塩

- **コカミドプロピルジメチルアミン**
- **ステアラミドプロピルジメチルアミン**
- **ステアロキシプロピルジメチルアミン**
- **ベヘナミドプロピルジメチルアミン**

陽イオン界面活性剤を低刺激化して環境配慮型にした成分。「～アミン」という名称が特徴。柔軟効果は弱くなったが、刺激が少なく敏感肌でも使える。

その他のカチオン成分

- **クオタニウム-○**
- **ポリクオタニウム-○**
- **グアーヒドロキシプロピルトリモニウムクロリド**

カチオン化ポリマー。○には数字が入る。皮膚刺激は通常のカチオン成分より弱い。シャンプーの洗浄後の指通り改善成分として主に利用される。

- **ヒドロキシプロピルトリモニウム加水分解コラーゲン**
- **セテアラミドエチルジエトニウムサクシノイル加水分解エンドウタンパク**
- **ヒアルロン酸ヒドロキシプロピルトリモニウム**

保湿成分をカチオン化してより毛髪に吸着しやすくした成分。陽イオン界面活性剤と保湿成分の中間的な作用を持つ。残留量が多いと皮膚刺激も。

ノンカチオン用成分

- **アルキル（C12、14）オキシヒドロキシプロピルアルギニンHCl**

両性イオン界面活性剤の一種で弱いカチオン成分の働きをする。

POINT

第四級アンモニウム塩は皮膚刺激強めの成分。肌が弱い人は第三級アミン塩を用いたものや、ノンカチオンのトリートメントを探すと◎。ちなみに、現在では「ノンカチオン」の定義は曖昧なのでひっそりと陽イオン界面活性剤成分が入っていることも。

ケアする化学のなんで

Q7

お風呂上がりの乾燥はどうしたらいい？

お風呂上がりって乾燥しちゃう
クリームで
保湿しなきゃ

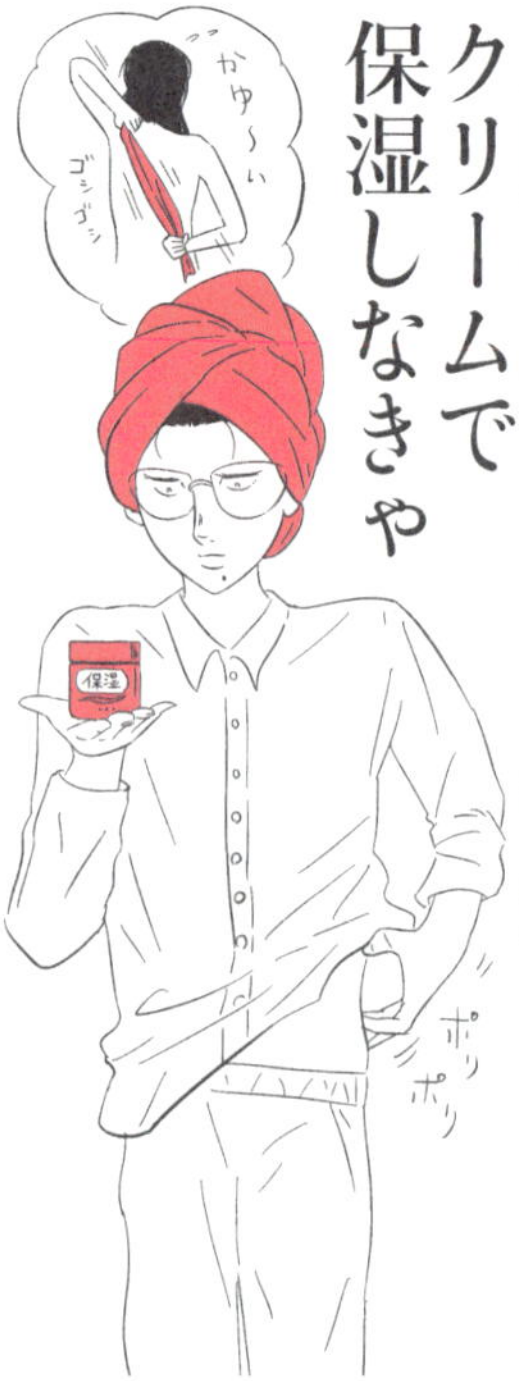

A7

- 保湿不足よりも洗いすぎが原因かも
- 身体の汚れは入浴でほぼ落ちる。ボディソープは実はほとんど必要なし

正解

秒でわかる！

ボディクリームよりもボディソープや洗い方を見直して

STUDY

ボディソープが乾燥の原因に!? 洗いすぎはさらなる乾燥を招く

　お風呂上がりに保湿クリームを塗る女性は多いと思いますが、**肌の乾燥が気になるなら、クリームよりもまずボディソープを見直しましょう。**お風呂上がりに肌が乾燥するのは、ボディソープが肌本来の皮脂や保湿成分まで洗い流してしまうから。**洗浄力を落とせばこれら天然の保湿成分は肌にとどまり、乾燥を防ぐことができる**のです。

　実は、体を洗うのにボディソープはそれほど必要ありません。汗をかきやすい部位や体毛の多い部分はボディソープで洗った方がいいですが、**ほとんどの身体の汚れは湯船に浸かるだけで落ちます。**入浴習慣がある人は、本来ボディソープで全身をゴシゴシ洗う必要はないのです。特に、**洗浄力の高い石鹸やボディソープは肌の乾燥やアトピーの悪化原因になる**のでご注意を。しかし、今までゴシゴシこすり洗いをしてきた人が、急にほとんど洗わない生活にシフトするのはお勧めできません。皮脂の分泌量や角質の代謝はこれまでの洗浄習慣に慣れているので、突然洗わないようになると臭いや垢などに悩むことも。**ボディソープの洗浄力は徐々に落としていきましょう。**

STUDY

市販のボディソープの9割は「石鹸」が主成分

意外と知られていないことですが、**市販のボディソープの大半が「石鹸」を主成分とした石鹸系ボディソープです。**石鹸はPART.2洗濯洗剤の章でも説明したように、**弱アルカリ性で油脂成分の洗浄力に非常に長けています。**人の皮脂の主成分も油脂なので、石鹸で洗うと皮脂はよく落ちます。**皮脂が十分に分泌される肌質の人は構いませんが、皮脂量が少ない人だとそれだけで洗いすぎになり乾燥肌になってしまうことも。**アトピー肌だと弱アルカリ性が皮膚刺激になることもあるので、**乾燥肌や肌が弱い人は弱酸性のアミノ酸系ボディソープなどを試すと良いでしょう。**

また、最近は**「保湿成分を残す」と謳ったボディソープ**がいくつか発売されていますが、意外な欠点もあります。実はこの「保湿成分」、**トリートメントでも説明したカチオン系の成分が使われていることがある**のです。**石鹸でがっつり洗って、カチオン成分を肌に残すのはもはやお節介の域。**肌の強い人は無添加の石鹸で十分です。

肌に優しい体の洗い方

乾燥を防ぐための体の洗い方を紹介します。

1

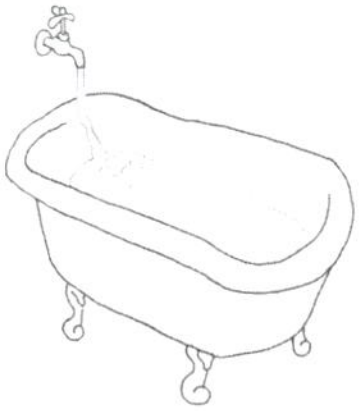

基本はお風呂に
浸かるだけでOK

2

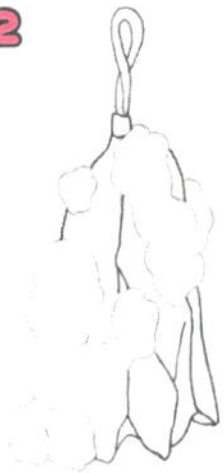

泡立てネットでしっ
かり泡を立てる

3

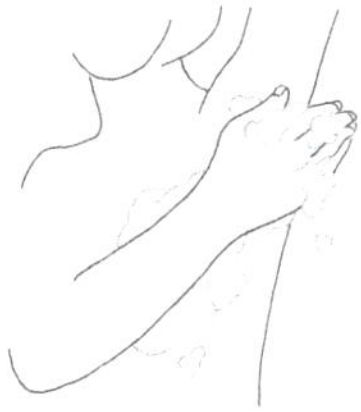

体の汚れやすい部
分のみ洗う

4

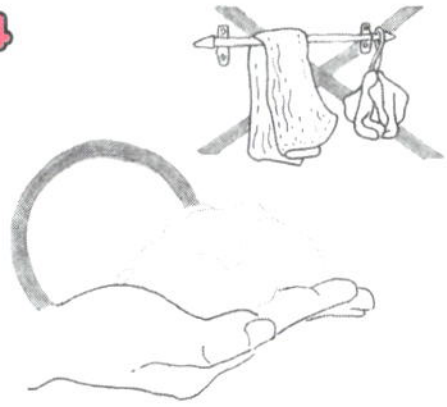

スポンジやナイロンタオルなど
を使用せずに「手」で撫でるよ
うに洗う（ゴシゴシこすらない）

5

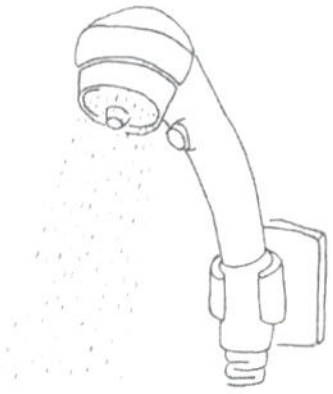

泡の流し残しがないようにシャ
ワーでしっかりすすぐ

POINT

肌の洗いすぎは、乾燥や肌荒れの原因になります。「毎日浴槽に浸かって汚れを落とす」「優しい洗浄力のボディソープを選ぶ」「ゴシゴシこすらずに、顔を洗うように優しく洗う」のがコツです。

ケアする化学のなんで

Q8

シャワーの「塩素」気にした方が良い？

水の中の塩素って、もしかして私の敵？

A8

- 塩素が原因で肌荒れや髪のダメージになることも
- 完全に塩素を除去するとお風呂掃除がしにくくなる

正解

秒でわかる！

オン・オフ切り替え式の「浄水シャワー」を取り付けてみて

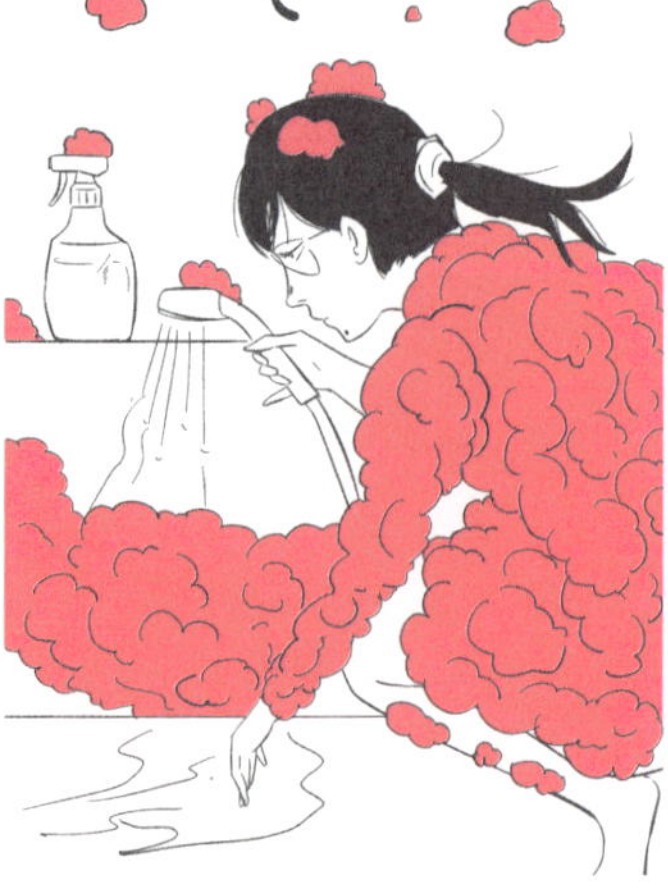

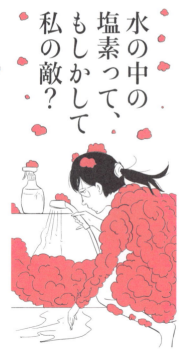

STUDY

シャワーの塩素が肌荒れの原因や髪のダメージに!?

アトピーなどの体質の人だとシャワーの**「塩素」**を気にする人がいます。塩素といっても正式にはP141で説明した**水道水の消毒剤である「次亜塩素酸カルシウム」のこと**です。この成分は消毒剤とは言っていますが、実は塩素系漂白剤に使われている「次亜塩素酸ナトリウム」の兄弟のような成分なのです。同じように**強力な酸化力を持ち、皮膚に刺激になったり、髪の毛のダメージや脱色の原因になる**と指摘されています。水道水中にはごく微量しか含まれていないものの、元の水質によっては消毒剤の量が変わっており、**地域によっては塩素臭を感じるほど含まれている場合もあります。**日本の水道法では厳密に塩素濃度の上限が定められているので、飲んだ場合の毒性は大したことはありませんが、**長期的に触れる髪や皮膚には多少のダメージが徐々にではあれ蓄積していきます。**例えば、田舎から都会に引っ越してきた途端に肌が荒れたり髪がパサパサになったりした経験がある人もいるかもしれませんが、その原因として**シャワーの塩素**が関係している可能性は十分にあります。

STUDY

塩素除去機能の「浄水シャワー」浄水では洗剤が流れにくい？

水道水の塩素を除去するには、**塩素除去機能を持つ「浄水シャワー」**を取り付けることです。市販だと数千円で入手できます。これは亜硫酸カルシウムやL-アスコルビン酸（ビタミンC）などの**弱い還元剤の力で塩素の酸化作用を中和してしまう**というメカニズムです。筆者も実際に利用して、残留塩素試験なども行ってその効果を検証済みです。**塩素を除去するだけでも、髪などは明らかにサラサラになります。**

ただし、**浄水してしまうと洗剤などが流しにくくなるというデメリット**があります。次亜塩素酸カルシウムのカルシウム成分は水道水中では金属イオン成分として働いているため、界面活性剤と結びつくとその力を弱めることができます（P142参照）。浄水シャワーでこれを浄水してしまうと、洗剤と結びつく金属イオンがなくなるため、いつまでも洗剤のヌルヌルが残りやすいのです。

最近だと**オン・オフ機能付きの浄水シャワー**も売っているので、これを利用して、身体や髪を洗う時は浄水、お風呂場洗いの時は原水と切り替えると便利です。

浄水シャワーに使われる成分

水道水に含まれる塩素を除去できるシャワーヘッド。
使用されている素材別にメカニズムなどを解説します。

浄水シャワーヘッドに用いられている成分の例

活性炭タイプ

メカニズム 活性炭の多孔質への吸着&酸化触媒によるイオン化促進。

メリット 寿命が長く1年以上使えるものも。不純物も吸着できる。

デメリット 塩素の除去率が低く、常時50~60%程度と言われる。水の勢いが落ちる。

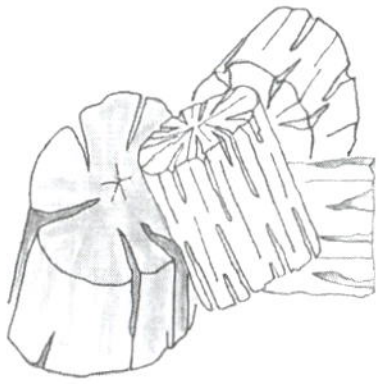

亜硫酸カルシウムタイプ

メカニズム 亜硫酸カルシウムが塩素成分を還元し、塩化物イオンと硫酸イオンに変換。

メリット 寿命・除去率などが平均的で使いやすい。交換時の除去率は100%に近い。

デメリット 徐々に除去率が低下していく。濾材を通すので微妙に水勢が落ちる。

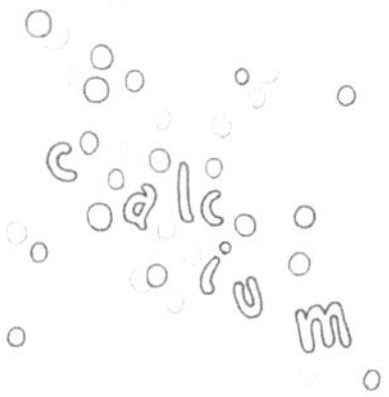

アスコルビン酸（ビタミンC）タイプ

メカニズム アスコルビン酸の還元作用によって酸化型ビタミンCと塩化物イオンに変換。

メリット 塩素の除去率が高く、濾材が持っている間は常に100%除去し続ける。

デメリット 濾材がすぐになくなるので頻繁に交換が必要。コストが高い。

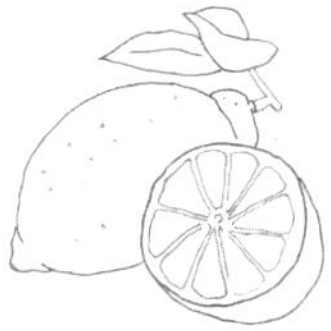

POINT

個人的にお勧めなのは最もバランスの取れた亜硫酸カルシウムタイプ。浄水した水は軟水化してしまうため洗剤などが流しにくくなります。身体や髪を洗う時は浄水、お風呂場を洗う時は原水、と分けて使えるシャワーヘッドがお勧めです。

おわりに

本書を読み終えるとお気づきになると思いますが、家庭用日用品のほとんどに「界面活性剤」という成分が利用されています。これは私がもうひとつ専門にしている「化粧品」でも全く同じで、身近に存在する化学製品の大半は界面活性剤なくして成立しません。私たちの現代の生活は界面活性剤によって支えられていると言っても過言ではないのです。

しかし界面活性剤は悪しきものとしてメディアなどで取り上げられており、一般消費者の印象もあまりよくありません。しかし実際には、本書でも取り上げたように界面活性剤にもさまざまな種類があり、その種類と特性によってデメリットがあるものやないものが存在しています。界面活性剤以外にも、不当に批判されていたり、逆にそのリスクが見過ごされている製品などが多くあります。人々がこれらの情報に惑わされてしまうのは、ひとえにそれらの物質について「よく知らないから」に他なりません。

そうはいっても、皆が専門家のように知識を持つ必要はないと思っています。重要なのは本当に基本的な「科学的思考力」と「健全な懐疑心」です。本書に記したことは、決して難しい化学式や数式を必要とすることではありません。ほとんどの内容が中学校レベルの理科を習得していれば納得できる内容のはずです。「これはどういったしくみなのだろう?」といった疑問をそのままにするのではなく、その場で調べてちゃんと納得すること。今ではインターネットでもこれらの情報を自宅で入手することができます。もちろんすべてが正しい情報ではありませんが、何度も繰り返しているうちに、少しずつ正しい情報の選び方がわかってくるはずです。

最後になりますが、日用品に関しても化粧品に関しても僕はまだまだこれからも新しい情報をアップデートしていくつもりです。本書にも内容を詰め込みましたが、それでもまだまだ消費者の皆さんの疑問は尽きないと思いますので、ぜひこれからもかずのすけの発信する情報を楽しみにお待ちください。

次はブログか、本か、もしかしたら、実際に皆さんの目の前に訪れるかもしれません。

2018年　11月吉日　かずのすけ

STAFF

デザイン　髙橋朱里、菅谷真理子（マルサンカク）
イラスト　トーマス・オン・デマンド（asterisk_agency）
nobuhiro
撮影　長谷川梓
スタイリスト　寺久保要
構成　大西マリコ
校正　深澤晴彦
編集　森公子（ヴュー企画）
編集統括　吉本光里（ワニブックス）

暮らしは、化学でラクになる!
秒でわかる! 最強の家事

著者　かずのすけ
2019年1月10日　初版発行

発行者　横内正昭
編集人　青柳有紀
発行所　株式会社ワニブックス
〒150-8482　東京都渋谷区恵比寿4-4-9　えびす大黒ビル
電話 03-5449-2711（代表）
03-5449-2716（編集部）
ワニブックスHP　http://www.wani.co.jp/
WANI BOOKOUT　http://www.wanibookout.com/
印刷所　凸版印刷株式会社
製本所　ナショナル製本

ISBN 978-4-8470-9749-2

掲載商品お問い合わせ先

- 金石衛材株式会社
  ☎0270-64-0500
- 大衛株式会社
  お客様相談窓口　☎06-6921-7373
- 小林製薬株式会社
  お客様相談室　☎0120-5884-07
- ライオン株式会社
  お客様センター
  キレイキレイ 除菌ウェットシート
  ☎0120-556-913
  トップ プレケア エリそで用
  ☎0120-556-973
- 株式会社赤ちゃん本舗
  赤ちゃん本舗 お客様サービス部
  ☎0120-500-684
- NSファーファ・ジャパン株式会社
  お客様相談室　☎03-5669-1230
- 井関産業株式会社
  ☎03-5245-4147
- クラシエホームプロダクツ株式会社
  お客様センター　☎0120-540-712
- 株式会社I-ne
  ☎0120-333-476
- ロート製薬株式会社
  ロート製薬 お客さま安心サポートデスク
  ☎06-6758-1230
- 第一三共ヘルスケア株式会社
  お客様相談室　☎0120-337-336